神奇的麻醉世界

上海市医学会
上海市医学会麻醉科专科分会 组编

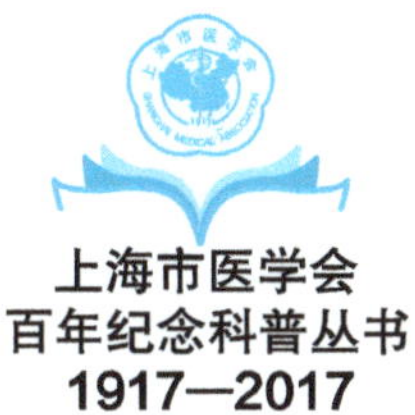

上海市医学会
百年纪念科普丛书
1917—2017

上海科学技术出版社

图书在版编目(CIP)数据

神奇的麻醉世界 / 上海市医学会,上海市医学会麻醉科专科分会组编. —上海:上海科学技术出版社,2018.2
(2018.5 重印)

(上海市医学会百年纪念科普丛书)

ISBN 978-7-5478-3842-6

Ⅰ.①神…　Ⅱ.①上…②上…　Ⅲ.①麻醉学—基本知识　Ⅳ.①R614

中国版本图书馆 CIP 数据核字(2017)第 294556 号

神奇的麻醉世界

上海市医学会
上海市医学会麻醉科专科分会　　组编

上海世纪出版(集团)有限公司
上海科学技术出版社　出版、发行
(上海钦州南路 71 号　邮政编码 200235　www.sstp.cn)

字数:123 千　　　　　　印张 9
2018 年 2 月第 1 版　2018 年 5 月第 2 次印刷
ISBN 978-7-5478-3842-6/R·1521
定价:30.00 元

————————————————————————

本书如有缺页、错装或坏损等严重质量问题,请向工厂联系调换

内容提要

本书分"读经典、问名医、微辞典"三部分。

"读经典"主要围绕麻醉的由来、麻醉技术发展史、麻醉药物（包括肌肉松弛药、镇痛药、吸入麻醉药及静脉麻醉药）的演变史、麻醉基本机制及各专科麻醉知识等方面展开，由上海市医学会麻醉科专科分会的专家以通俗易懂、诙谐幽默的风格加以阐述，可使广大读者朋友们对麻醉学的历史、现状及发展趋势有一定的了解，也为献身于麻醉事业的同道提供一个独特的视角，更全方位地看待麻醉学的昨天、今天与明天。

"问名医"重点罗列并详细解答了在麻醉科临床中广大患者及家属经常询问和关注的热点问题，希望起到答疑解惑的作用，并为临床一线的麻醉专业医务工作者在解答相关问题时提供一些线索与帮助。

"微辞典"中，对书稿中涉及的麻醉科专业术语和读者较为关注的相关名词术语做了通俗解释，一看就懂，便于医患沟通和交流。

总 序

上海市医学会成立于 1917 年 4 月 2 日，迄今已有 100 年的悠久历史。成立之初以"中华医学会上海支会"命名，1932 年改称"中华医学会上海分会"，1991 年正式更名为"上海市医学会"并沿用至今。

百年风雨，世纪沧桑，从成立之初仅 13 人的医学社团组织，发展至今已拥有 288 家单位会员、22 000 余名个人会员，设有 92 个专科分会和 4 个工作委员会，成为社会信誉高、发展能力强、服务水平好、内部管理规范的现代科技社团，荣获上海市社团局"5A 级社会组织"、上海市科协"五星级学会"。

穿越百年历史长河，上海市医学会始终凝聚着全市广大医学科技工作者，充分发挥人才荟萃、智力密集、信息畅通、科技创新的优势，在每一个特定的历史时期，在每一次突发的公共卫生事件应急救援中，均很好地体现了学会的引领带动作用。近年来，在"凝聚、开放、服务、创新"精神的指引下，学会不忘初心，与时俱进，取得了骄人的成绩。

2016 年，习近平总书记在"全国卫生与健康大会"上发表重要讲话，指出"没有全民健康就没有全面小康"，强调把人民健康放在优先发展的战略地位。中共中央、国务院印发的《"健康中国 2030"规划纲要》明确了"共建共享、全民健康"是建设健康中国的战略主题，要求"普及健康生活、加强健康教育、提高全民健康素养"，要推进全民健康生活方式行动，要建立健全健康促进与教育体系，提高健康教育服务能力，普及健康科学知识等。上海市医学会秉承健康科普教育的优良传统，认真践行社会责任，组织动员广大医学专家积极投身医学科普创作与宣传教育。

近年来，学会重点推出了"健康方向盘"系列科普活动、"架起彩虹桥"系列医教帮扶活动和"上海市青年医学科普能力大赛"三项科普品牌。通过科普讲座、咨询义诊、广播影视媒体宣传以及推送科普文章或出版科普读物等多形式、多渠道,把最前沿的医学知识转化成普通百姓健康需求的科普知识,社会反响良好。配合学会百年华诞纪念活动,其间重点推出了百场科普巡讲活动和百位名医科普咨询活动。上海市医学会以其卓有成效的科普宣教工作受到社会各界好评,荣获上海市科委颁发的"上海科普教育创新奖-科普贡献奖(组织)二等奖"、中华医学会"优秀医学科普单位"和"全国青年医学科普能力大赛优秀组织奖",成为上海市科协"推进公民科学素质"百家示范单位之一。

为纪念上海市医学会成立 100 周年,同时将《"健康中国 2030"规划纲要》精神进一步落到实处,我们集中上海医学界的学术领袖和科普精英编著出版这套科普丛书,为大众提供系统的医学科普知识以及权威的疾病防治指南,为"共建共享、全民健康"的健康中国建设添砖加瓦。在这套丛书里,读者既可以"读经典"——呈现《再造"中国手"》等丰碑之作,重温医学大家叱咤医坛的光辉岁月,也可以"问名医"——每本书约有 100 名当代名医答疑解惑,解决现实中的医疗健康困扰。既可以通过《全科医生,你家的朋友》这一佳作,找到你的家庭医生,切实地感受国家医疗体制改革的努力给大众带来的健康保障;也可以领略《从"削足适履"到"量身定制"——医学 3D 打印技术》《手术治疗糖尿病的疗效如何》等医学前沿信息,感受现代医学科技进步带来的福音。

经典丰满的内容,来源于团结奋进、齐心协力的编写团队。这套丛书涉及上海市医学会所属的 50 余个专科分会,编委达 2 000 余名,参与编写者近 5 000 人,堪称上海市医学会史上规模最大的一次集体科普创作。我相信,每一位参与科普丛书的编写者都将为在这场百年盛典中留下手迹,并将这些健康科普知识传播给社会大众而引以为荣。

在此,我谨代表上海市医学会,向所有积极参与学会科普丛书编著的专科分会编委会及学会工作人员,向关注并携手致力于医学科普事业发展的上海科学技术出版社表示衷心的感谢!

源梦百年、聚力同行,传承不朽、再铸辉煌。愿上海市医学会薪火不熄,祝万千家庭健康幸福!

上海市医学会 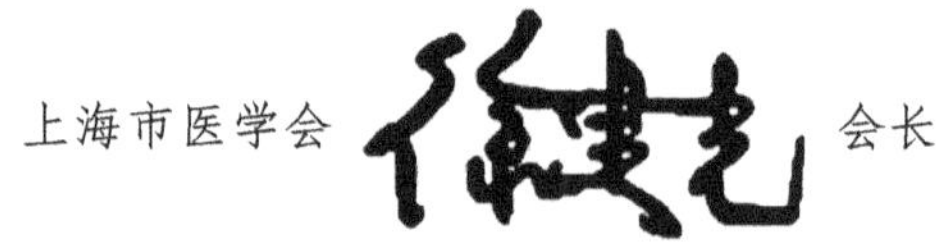 会长

2017 年 5 月

前 言

为贯彻落实《"健康中国 2030"规划纲要》，提高全民健康素养，在庆祝上海市医学会成立 100 周年之际，上海市医学会麻醉科专科分会组织全市麻醉学专家及学者，将《神奇的麻醉世界》这本科普读物呈现在广大读者面前。

近年来，随着医学科技的迅猛发展，从基础医学到临床医学都发生了翻天覆地的变化。麻醉学作为一个年轻而朝气蓬勃的学科，涌现出了许多新的理念、技术和方法。过去，人们印象中的麻醉就是"打一针、睡一觉"，而今，随着麻醉监测和技术理念的进步，麻醉学已经拓展为从术前评估到术后康复、全方位、多层次的"围手术期医学"，其范畴不断延伸，内涵不断深入。因此，基于现有的理论，以通俗易懂的语言向公众普及麻醉学的基本知识，解答众多备受关注的问题，不断提高公众对麻醉的理解，是我们撰写此书的初衷，也是提高公众健康意识的关键。

本书以"读经典""问名医"和"微辞典"三个部分编排。"读经典"主要通过讲述历史上的麻醉往事，介绍麻醉学基本常识，为公众普及基本的麻醉知识；"问名医"筛选众多备受关注的麻醉学相关问题，由分会的专家学者对这些问题一一解答；"微辞典"挑选麻醉临床中的相关名词术语进行普及性释义。总之，希望本书能为众多读者答疑解惑，让大家不再对麻醉感到陌生。

《神奇的麻醉世界》编写工作从 2017 年 1 月启动，这些工作得到了上海市各大医学院、医院麻醉科专家学者的帮助和支持。他们在繁重的临床和科研工作之余，仍然不辞辛劳地完成撰写工作，为整部书稿的顺利完成奠定了坚实的基础，尤其是复旦大学附属华山医院麻醉科王海莲副教授，为该书编撰工作的组织协调、沟通、整理与校对稿件等，做出了无私的奉献与辛勤的劳动。我们对他们的工作表示感谢并致以敬意！

同时，我们也要感谢上海科学技术出版社对全书编写工作的付出，感谢丛书

前言

编委会所有成员对本书的指导和帮助。《神奇的麻醉世界》内容丰富，在如此短的时间内完成全书的编写和统稿工作，难免会出现不足和疏漏之处，恳请广大读者批评指正。

当前，现代医学正以前所未有的速度向前发展，也推动了公共医疗事业的发展和进步。我们愿与所有同道一起，为推动我国麻醉学发展而不断奋斗，为实现"健康中国 2030"规划的宏伟目标而不懈努力！

邓小明　王英伟

2018 年 1 月

目 录

目录

CHAPTER TWO
问名医

2

CHAPTER THREE
微辞典

3

CHAPTER ONE

读经典

一、你来自神话——"麻醉"一词的起源

很多人以为"麻醉"就是简单的"打一针、睡一觉"。如此朴素的描述虽浅显直白，但不确切。麻醉可并非"打一针"那么简单，在让人"睡觉"的背后，可隐藏着人类在与疾病长期斗争的过程中逐渐积累形成的现代医学科技知识。

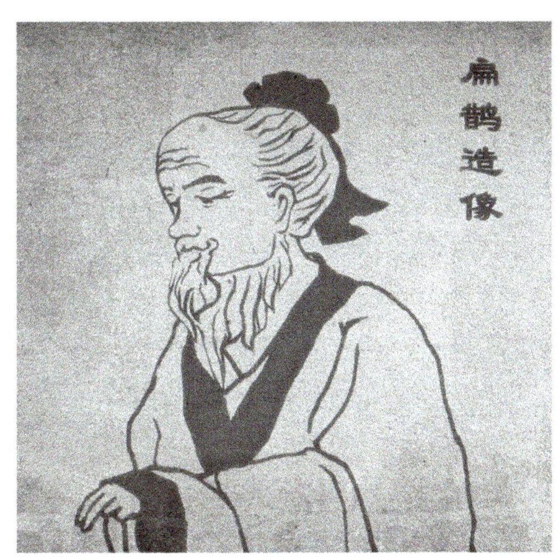

▲扁鹊造像图

医学的演进与人类社会的发展密切相关。在人类历史的早期，人们遭遇伤病时便努力寻求解决的方法，这从神话传说中就可以了解到。例如，"神农尝百草，一日而遇七十毒"等，就反映了人民在远古时代寻找治病良药的努力。在原始社会氏族公社时期，随着石器工具的使用，又逐渐产生了应用砭石、骨针或竹针来镇痛治病的经验，故有"伏羲制九针"的传说。至于《列子·汤问篇》和《史记·扁鹊仓公列传》中更有春秋战国时的名医扁鹊以"毒酒"作为麻药，为患者"剖腹探心"的传说。东汉时期伟大的医学家华佗发明了"麻沸散"，用酒冲服，全身麻醉后进行剖腹手术的故事已是家喻户晓。科学记载中，考古学家发现的一颗石器时代人类的头颅骨上，确实有做过类似现代颅骨钻孔手术的痕迹。

在四大文明古国以及古希腊、罗马的原始手术记载信息中，人们也看到了古

人尝试使用含有山莨菪碱或其他生物碱的植物止痛，其中尤以应用曼陀罗花（也叫闹羊花）引起较长时间的睡眠而实施手术最为有名。明清时许多小说演义中出现的大名鼎鼎的江湖儿女"必杀技"——"蒙汗药"也算是用草乌、闹羊花做麻药的一种民间佐证吧。除此之外，《黄帝内经》中还有针刺治疗各种疼痛的记载。至于压迫颈部血管引起患者昏迷、绑扎四肢以压迫神经血管减轻手术的疼痛、应用冷冻的方法止痛，还有采用放血的方法使患者产生短暂脑缺血引起失神而进行手术的诸多方法，都是古代医者进行麻醉的有益探索和尝试。

那到底什么是麻醉，麻醉一词的起源又出于何处呢？

麻醉（anesthesia）一词，顾名思义，"麻"为麻木、麻痹，感觉不灵或失去感觉；"醉"为酒喝到失去正常神志，表达的是一种意识状态的丧失。在希腊语中 an 是"没有"的意思，esthesia 是"知觉"的意思。麻醉这一词出现在公元 1 世纪，被希腊人用以描述植物曼陀罗花导致的昏睡作用。在 1771 年的《大不列颠百科全书》中，anesthesia 被定义为"感觉缺失"（privation of sense）。人类从对麻醉盲目无知到有目的地寻找探索，直到乙醚、氧化亚氮、氯仿等化学麻醉药的出现，以及在威廉·莫顿等杰出医学家不懈努力推广后，才结束了五花八门的止痛尝试和启蒙状态，开启了麻醉之先河，开始进入近代麻醉阶段，并逐步发展成为现代麻醉学。

可以说，今天麻醉工作者的足迹已经涉及整个医院和医院外的场所。麻醉已不再是神话，它已彻底地融入了人间。

（徐维娟　郭建荣）

— 专家简介 —

郭建荣

郭建荣，教授，主任医师，硕士生导师。上海市浦东新区公利医院麻醉科主任。擅长危重患者手术麻醉及疼痛诊疗。

二、麻醉"圣殿"——乙醚大厅的故事

在美国历史文化名城——波士顿的市中心,坐落着一所在全美排名前三甲的著名医院——马萨诸塞州总医院,亦称麻省总医院。在这家有着 200 多年历史的著名医院里,保留着一间蜚声海内外的古董级著名建筑——乙醚大厅(Ether Dome)。这座历史文化建筑,不仅是麻省总医院和波士顿城市的骄傲,也是世界各地医生,尤其是麻醉科医师们参观访问、顶礼膜拜的"圣殿",因为它作为世界首例成功公开演示乙醚麻醉的诞生地,被永久地载入了人类文明的史册。乙醚麻醉手术的成功,成为现代医学发展史的分水岭,标志着手术摆脱了恐惧,科学战胜了疼痛,患者得到了尊严,由此诞生的现代麻醉学,在此后的岁月长河里,一直支撑并推动着手术医学的发展、人类健康的提升和社会文明的进步。

乙醚大厅所在的建筑被称为布尔芬奇大楼,在麻省总医院建设之初就已经建成,由建筑师查尔斯·布尔芬奇设计完成。该建筑师后来设计了美国国会和白宫等建筑,均有特征性的半圆形穹窿顶结构,这也成为美式建筑的特征之一。在这座 5 层高的建筑中,顶层就是当时的手术室。由于位于顶层,日照和采光条件好,而且干燥通风,不受干扰,特别适合开展手术及演示。1821—1863 年,这里完成了 8 000 多例的手术,其中绝大部分手术是在 1846 年 10 月 16 日首例乙醚麻醉下颈部肿块切除术后开展的。1863 年后,该手术室被弃用,成为储物间。1873 年,这里成为了集体宿舍。1971 年被美国政府认定为国家历史地标。直到最近,乙醚大厅才成为集展览、教学、会议为一体的多功能厅。笔者 2013 年在麻省总医院做访问学者之时,曾多次到此处参观,也常遇到医院部分科室借用该厅做讲课教学活动。

乙醚大厅的标志是有天窗的穹窿屋顶,半圆形 5 排逐级升高的座椅围拢着位于中心的手术区域(如下页图),大厅正面墙上展示的油画描绘了第一例乙醚麻醉手术的场景。据称该油画会定期重绘,画面上的人物有时更换为麻省总医院各个科室主任的头像。大厅周边展示着第一例麻醉手术实施者使用的玻璃瓶、海绵和金属面罩等,并通过展板的文字照片等介绍了当时的手术场景和这栋大楼及麻省总医院的建筑历史。大厅背面展示着当时的手术床、器械、外科医生穿着的衣服等物品。令人称奇的是,医院也把埃及赠送的两具木乃伊雕塑置于

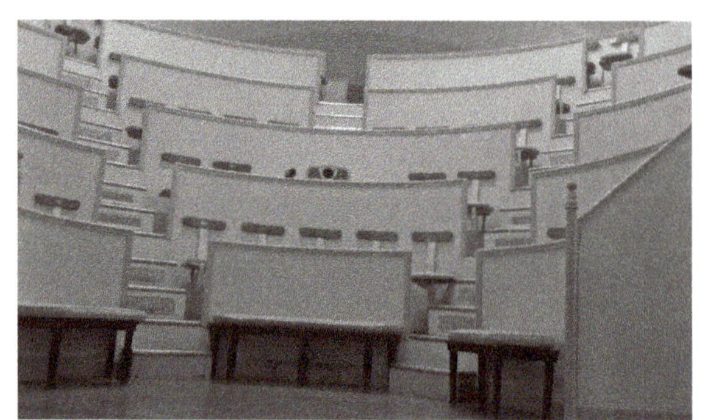

▲乙醚大厅及刻有莫顿名字的座椅

大厅的左右两侧。俯视这些古董文物无不让人感叹岁月的变迁和历史的波澜。

仔细查看拾阶而上的座椅，发现前排的椅背后面都刻有人名。第一排正中第二位上刻着第一例乙醚麻醉的实施者——莫顿医师的名字。在第一例乙醚麻醉之前，这里曾经上演过一幕幕恐怖的手术，回荡着一声声惨痛的呼号。现代麻醉诞生之前手术也非常少见，自 1821 年到 1846 年，麻省总医院报道的手术例数仅为 333 例，平均每个月只有两台。当时，手术是患者万不得已的最后选择。

1846 年 10 月，当时年仅 27 岁的莫顿在说服了麻省总医院创建人、也是外科主任的约翰·沃伦教授，并且向外科医师公开了麻醉剂的主要成分为乙醚，保证其安全性之后，才得到批准为其手术患者实施麻醉。据史料记载，10 月 16 日上午，莫顿带着盛放浸泡过硫酸乙醚海绵的玻璃瓶，给需要切除颈部肿瘤的患者艾伯特实施麻醉，当艾伯特失去意识后，沃伦教授试探性地切割艾伯特的皮肤，艾伯特并没有疼痛表现，依旧沉睡。沃伦教授转身面对观摩手术的众多医师说了一句名言："先生们，这不是欺骗。"在手术成功后，艾伯特清醒，他表示知道手术的过程，虽然有感觉，但是手术期间并没有疼痛。第二天，莫顿再次成功地展示了另外一例乙醚麻醉手术。当时刚刚成为外科医师的亨利·比奇洛在现场观摩并记录了这个重要的时刻，并于同年在《波士顿医学和外科学杂志》上发表文章介绍了乙醚吸入麻醉。从此，莫顿、艾伯特、沃伦和比奇洛等人均被历史铭记，掀开了现代医学具有里程碑意义的重要一页。

其实在莫顿成功实施首例公开演示的乙醚麻醉之前，乙醚吸入麻醉已经在临床上获得过成功。1842 年 3 月 30 日，美国乡村医师威廉森·朗就是用硫酸乙醚做了第一例成功的手术麻醉，只是当时并没有报道，也不广为人所知罢了。

莫顿的成功之处在于他的两位老师和充足的术前准备。作为牙科实习医师的莫顿，在现场观看了他的老师、牙科医师霍勒斯·威尔士失败的"笑气"麻醉拔牙术之后，接受了另外一位老师——哈佛大学查尔斯·杰克逊教授的建议，改用了乙醚麻醉。在自己身上和学生中多次试验失败后，改用纯的硫酸乙醚，并且做了多次的动物实验，以及一次成功的乙醚麻醉拔牙术。1846 年 9 月 30 日晚，患者弗罗斯特找到莫顿要求拔牙，莫顿为其实施了乙醚麻醉，并且成功地拔除了病牙，莫顿和他的妻子用泼冷水的方式唤醒了弗罗斯特，在得知弗罗斯特并没有感觉到疼痛后，兴奋的莫顿让弗罗斯特写下字句，发誓证实莫顿麻醉的成功。首次公开展示上，莫顿也带上了弗罗斯特，并且让他用自身经历安慰艾伯特。这些反复的尝试和术前充分的准备工作也值得后人尊重与学习。

为了申请专利、获得美国国会的麻醉发明奖励，莫顿给自己的乙醚装置起了个好听的名字"Letheon"（Lethe 源自希腊神话故事里的忘却河的名称，喝了 Lethe 的水，灵魂就会失去记忆）。这被全球各地的医师甚至非医务人员效仿，促进了乙醚麻醉的推广，但也无情地打碎了莫顿的梦想。随着媒体的介入挖掘，莫顿的老师杰克逊教授被认为是乙醚麻醉的最初发明者。1868 年 7 月 15 日，在纽约炎热的夏天，在准备去国会辩论的路上，48 岁的莫顿死于心脏病，倒在纽约市中心的喷水池里，再也没有起来，也给这场戏剧性的乙醚麻醉发明权之争画上了句号。

后人的回忆和记录里，高度评价了莫顿在波士顿麻省总医院乙醚大厅所做的首次成功公开演示乙醚麻醉的价值。美国麻醉医师协会（ASA）将每年的年会都安排在这天举办，麻省总医院也在这天举行庆祝活动，感谢乙醚对于现代麻醉学和现代医学的杰出贡献。美国历史学家也把莫顿列入推动人类历史进步的100 位名人之中，排名第 37 位。

现在的乙醚大厅还依然矗立在美丽的查尔斯河畔，潺潺的河水向每一个参观者诉说着乙醚麻醉的历史和现代医学的开端。

（薛庆生）

—— 专家简介 ——

薛庆生

薛庆生，副主任医师，麻醉学博士，硕士研究生导师。上海交通大学医学院附属瑞金医院麻醉科副主任。擅长临床麻醉监测、老年患者麻醉管理等。

三、有关莫顿医生的争议

　　莫顿医生的全名是威廉·汤姆斯·格林·莫顿。他因首次成功公开演示乙醚麻醉而成名，此后又因痴迷于专利申请而备受争议。

　　公开演示无痛颈部肿瘤切除手术成名之后，莫顿发布了称之为"Letheon"的装置，这是莫顿想成为乙醚麻醉的发明者而有意为之。他与牙医威尔士（曾经的老师）和杰克逊教授（曾经的导师）争夺乙醚专利优先权，不断申诉乙醚的海外专利，多次向美国国会提请十万美金的国家补偿，最后还以成果未获补偿而起诉美国政府。这一切与莫顿最初声称让医院和慈善机构免费使用乙醚麻醉不相符，因而遭到医学界普遍谴责，也得不到政府的支持，更无专利收益，最后徒劳无果。1868 年 7 月 15 日莫顿因心脏病去世，此时乙醚麻醉已在世界各地普遍应用。

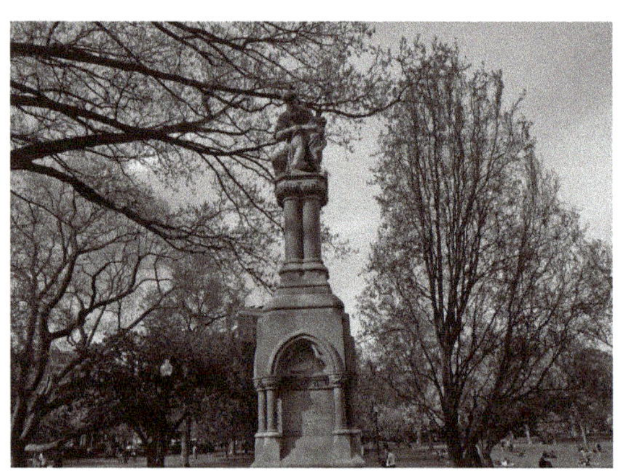

▲乙醚纪念碑

　　尽管莫顿的后半生令人唏嘘，但他成功公开演示乙醚麻醉仍然值得纪念和尊重。麻省总医院手术室作为首次演示乙醚麻醉的场所，被永久保存。离麻省总医院不远的波士顿公园里，至今还耸立着一座巨大的乙醚麻醉纪念碑，基座上镌刻着这么一句话：您将从此免受痛苦。在莫顿墓碑上的碑文写着：威廉·莫顿，吸入麻醉发现者；他让外科手术疼痛得以预防和消除，在他此前外科手术极度痛苦。在他此后，科学战胜了疼痛。最近出版的《米勒麻醉学》第 7 版的序中也提到：乙醚麻醉公开演示是医学史上最重要的事件之一。

现代麻醉学的起步与 1846 年莫顿公开演示乙醚麻醉的前前后后事件密切相关，这一切代表着麻醉学作为一门医学专业学科的开始。

（王谊生）

── 专家简介 ──

王谊生

王谊生，主任医师，上海市浦东新区浦南医院麻醉科主任。擅长神经外科麻醉。

四、从"飞行的死神"到肌肉松弛药

　　箭毒，一种令人闻风丧胆的神秘物质，曾被南美洲的印第安人用于猎杀动物或用于战争。一旦被这种暗蓝色并带有芳香的箭头击中，哪怕只造成很小的伤口，也会立刻痛苦地死去。因此，这种毒箭被当地人称为"飞行的死神"。

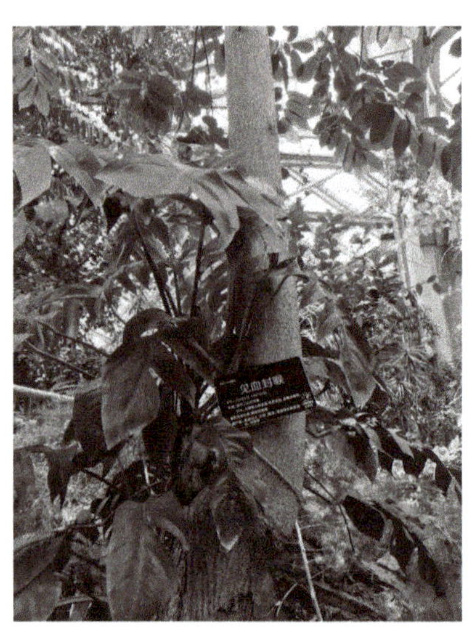

▲见血封喉树

　　具有肌肉松弛作用的箭毒是原产于南美洲的防己科植物中提炼的筒箭毒碱，其他一些毒素也曾被涂抹于箭头或标枪用于狩猎，比如箭毒马钱子（主要成分番木鳖碱，即士的宁）、箭毒蛙（其皮肤分泌的毒素成分复杂，大多是神经毒素）、见血封喉（东南亚桑科植物见血封喉树所含的毒素，属强心苷类）等。另有一些毒素也具有肌肉松弛作用，如银环蛇毒和苏格拉底曾服用的毒芹碱等。

　　最早有关箭毒的文献见于意大利修道士皮特·马特·德安吉拉在 1516 年的拉丁语记录。但真正较为准确的叙述出自英格兰沃尔特·雷利爵士访问几内亚期间的记事。他的船长劳伦斯·基米斯描述了人被毒箭击中后惨死的状态，称那些死者经历了最可怕和最可悲的死亡过程，并根据印第安语的发音，称这种药物为"ourari"。当时令人疑惑的是，吃下中毒动物的肉却可以安然无恙。

　　在英国自然学家和探险家查尔斯·华特顿的主导下，人们第一次对箭毒进行了科学研究。他说服英国外科医师本杰明·布罗迪，用鸡和驴进行实验，证实箭毒引起死亡的原因是使呼吸停止。如果用风箱对动物的肺进行人工通气，生命将能维持。他们还作了公开演示，并于 1811 年和 1812 年向英国皇家学会做了报告。1857 年，法国生理学家克洛德·贝尔纳阐明了这种毒药的作用在于对神经肌肉传导的阻断。而他的学生维尔皮安提出，箭毒作用的部位是神经肌肉接合部的运动终板。1934 年,亨利·戴尔和威廉·费尔德贝格证实了在神经肌肉传导中,运动神经释放的乙酰胆碱是引起肌肉收缩的关键因素。两年后,戴尔和巴克等人明确了箭毒能够阻断乙酰胆碱的作用,导致肌肉麻痹。至此,英国伦敦大学药学院的药理学家们彻底揭示了古代人使用的箭毒的奥秘。

由于箭毒的肌肉松弛作用,也有许多人尝试将其用于某些治疗。比如,1859 年斯潘塞·韦尔斯使用箭毒治疗三名术后破伤风患者,以及在 1869 年用于治疗癫痫,1941 年用于治疗士的宁(番木鳖碱)中毒等。结果都未获得成功,其不成功的关键在于麻痹状态下难以保障患者的呼吸。1942 年,哈罗德·格里菲斯和伊妮德·约翰逊发表了他们在环丙烷和乙醚麻醉中给 25 例患者使用箭毒制剂的经验,此后才确立了箭毒在临床治疗中的地位。

随着药学科技的发展,现在的肌肉松弛药已经越来越安全可靠,其主要作用是为外科手术操作提供更好的视野和条件。尽管现在使用的肌肉松弛药效果确切,且对骨骼肌以外的其他器官系统副作用已降至最低,但大量临床研究证实,在麻醉恢复室甚至病房里发生的肌肉松弛药残余作用,与麻醉后的呼吸功能受损、视力异常、骨骼肌乏力、低氧血症、高碳酸血症甚至误吸密切相关,而且拮抗剂也不能完全抵消肌肉松弛剂的残余作用。由此有学者提出无肌肉松弛剂的麻醉方式,有研究表明适当的麻醉深度完全可以避免持续的神经肌肉阻滞。

箭毒的发现在麻醉学的历史上可以与乙醚齐名,但是在麻醉技术日臻完善的今天,肌肉松弛剂是否会淡出舞台目前还很难有定论。不管怎样,从箭毒的身世可以管窥人类对自然认识的进步过程,值得我们为此思索。

(唐　俊)

—— 专家简介 ——

唐　俊

唐俊,主任医师,硕士生导师。复旦大学附属上海市第五人民医院麻醉科副主任。擅长创伤、产科和危重症麻醉处理。

五、罂粟花到止痛药——越美越诱惑

　　说起鸦片，这种由罂粟未成熟果实中乳白色浆汁干燥后制成的黑色块状物，人们很难忘记 1840 年和 1856 年两次鸦片战争给中华民族带来的深重灾难和屈辱。但从另一个方面来说，阿片类药物迄今仍然是麻醉镇痛中无可替代的良药，不啻为"上帝赐予人类的礼物"。鸦片和阿片是读音的演变，现在鸦片特指从罂粟果中制取的粗制品，而阿片则成为由此衍生的镇痛药物的总称，其药理作用都是通过与机体内的阿片受体结合产生的。

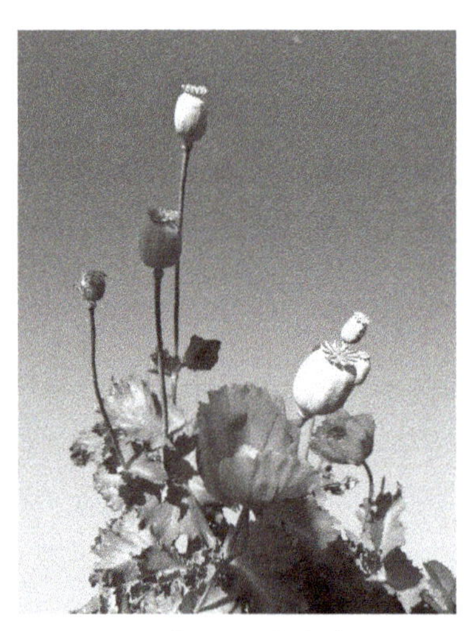

▲ 美丽的罂粟花

　　罂粟原产于欧洲东南部，花非常艳丽，果实则可提炼鸦片。鸦片与人类的关系最早见于尼安德特人的遗址中。5 000 年前的苏美尔人称罂粟为"快乐植物"。荷马史诗里，罂粟又被称作"忘忧草"。之所以享有这样的"美誉"，是因为它具有强大的镇痛、催眠、止泻、迷幻、欣快等功效，曾被认为可以包治百病。事实上，公元前 5 世纪，希腊医生就发现鸦片具有成瘾作用，并呼吁戒除鸦片。"医学之父"希波克拉底也认为鸦片需要有节制地使用。但是罗马时期的希腊名医盖仑却坚信鸦片的作用几乎是无限的，并对后世产生了很大的影响。随着鸦片应用的日益广泛，其副作用也体现得越来越明显，除了成瘾，还会导致心肺功能衰竭，乃至死亡，吞食鸦片甚至成为迦太基的统帅汉尼拔、清末北洋海军提督丁汝昌等兵败时自杀的方式。

　　1806 年，德国化学家弗雷德里希·塞尔吐纳第一次从鸦片中分离出了一种能使自己和狗昏睡的物质，并以希腊神话中梦神墨菲斯的名字命名为吗啡，作为一种镇痛药沿用至今。1874 年英国化学家赖特合成了二乙酰吗啡，德国拜耳公司将其作为强效麻醉剂推向市场，并定名为海洛因。当初的目的是为了治疗吗啡成瘾者，然而事与愿违，虽然海洛因的镇痛作用比吗啡强 4～8 倍，但是成瘾性更强烈，反而成为令人恐惧的毒品和危害社会的"白色瘟疫"。

　　成瘾性毫无疑问是阿片类药物最令人恐惧的副作用，它可使人产生身体和心理的依赖，令成瘾者为了追逐阿片类药物带来的迷幻欣快感不惜一切手段，给个人、家庭和社会带来无穷的危害。为此，化学家和药学家一直致力于寻找一种既有良好镇痛效果、又没有成瘾性的药物，他们陆续合成了羟考酮、氢可酮、哌替啶、芬太尼等药物。其中，最为成功的当属保罗·杨森发明的芬太尼类。尽管这些药物仍有一定的成瘾性，但安全性已明显提高，成为目前临床上使用最为广泛的镇痛药物。

　　在长期的临床实践中，人们也发现，为了镇痛等正常目的，规范使用正常的剂量和时间，患者对阿片类药物的成瘾现象并不多见。对成瘾过度担忧的误区不仅存在于患者，也存在于许多医务人员中。如何根据适应证使用阿片类药物，杜绝滥用，以达到良好的镇痛效果、提高患者的生活质量，还需要包括广大医务人员在内的人们一起提高认识。任何的事物都有正反两个方面，扬长避短充分发挥其优势，避免或减少其不利的方面，永远是我们研究和应用的目标。

（唐　俊）

六、不能喝的"牛奶"——静脉麻醉药发展历史

这是牛奶么？大多数患者见到丙泊酚时不禁会这样想。看起来酷似牛奶的丙泊酚，在麻醉界可谓大名鼎鼎，在静脉麻醉中功不可没。在"牛奶"诞生之前，静脉麻醉药走过了 300 多年优胜劣汰的历程。

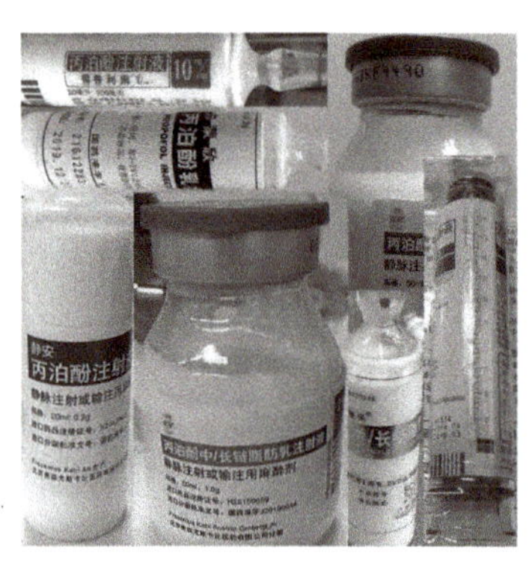

▲不能喝的"牛奶"——丙泊酚

1655 年，德国医师西格蒙特首次将鸦片用于静脉注射，发现可引起意识消失。1872 年法国医师波尔多将水合氯醛用于破伤风患者。1864 年德国化学家阿道夫·冯·拜耳合成了巴比妥酸，但未发现镇痛作用。1903 年德国化学家费歇尔和生理学家约瑟夫·冯梅林合成巴比妥酸盐，发现具有催眠作用。1913 年诺埃尔和苏塔将三聚乙醛用于静脉注射。1916 年吗啡及东莨菪碱用于治疗失眠。1924 年法国巴尔代将巴比妥用于静脉注射。1929 年基施纳静脉应用三溴乙醇。1932 年德国药理学教授赫尔穆特·威斯用环己烯巴比妥进行麻醉，使静脉麻醉得以普及，赫尔穆特·威斯因此被称为静脉麻醉之父。1932 年沃尔韦勒及塔本合成硫喷妥钠。1934 年美国沃特斯及伦迪将硫喷妥钠用于临床。1957 年美索比妥首次应用。1965 年多米诺将氯胺酮用于临床。

在静脉麻醉药发展中，有些药物逐渐被淘汰，如 1955 年的羟孕二酮、1956 年的丙泮尼地、1971 年的阿法多龙等。有些药物一直使用至今，如美索比妥、氯胺酮、依托咪酯等。一些新药不断产生，如 1986 年上市的丙泊酚，它的广泛使用，使得其他几种麻醉药(如氯胺酮、依托咪酯等)仅用于特殊的适应证。

丙泊酚，化学名称为 2,6－二异丙基苯酚，主要用于全身麻醉诱导与维持以及患者的持续镇静。它是一种白色等渗静脉注射液，实际是一种包含大豆油、甘油和卵磷脂的水包油的乳剂。丙泊酚的作用机制是通过促进中枢神经系统 γ 氨基丁酸 A(GABA$_A$)受体与配体结合，从而增强抑制神经传递，它具有麻醉诱导

起效快、苏醒迅速且功能恢复完善、术后恶心呕吐发生率低等优点。

丙泊酚通过在肝内和肝外代谢成无活性的代谢产物，经肾脏排出。肥胖、肝硬化、肾功能不全患者都可以较安全应用。丙泊酚还具有降低脑血流量和颅内压、控制癫痫发作、降低眼内压等作用。无痛胃肠镜、支气管镜等检查，以及无痛人流，也是丙泊酚大显身手的地方。

然而并非所有人群都是丙泊酚的适用人群。由于丙泊酚的主要成分是大豆油、甘油、卵磷脂，其中卵磷脂主要是从蛋黄分离出来的。因此，对大豆和蛋黄过敏的患者禁止使用丙泊酚。

丙泊酚虽然优点众多，但也有静脉注射痛、降低血压、抑制呼吸等缺点。在进行麻醉诱导时偶尔会出现兴奋现象，例如面肌抽搐、呃逆、自发性运动。而且由于丙泊酚是脂肪乳剂，脂肪代谢紊乱的患者需谨慎应用。在危重患者长期大量应用时还可能出现丙泊酚输注综合征，表现为横纹肌溶解、代谢性酸中毒、心力衰竭及肾功能衰竭。

丙泊酚很少导致生理依赖性或成瘾，但是在非手术区域不恰当使用丙泊酚进行镇静催眠亦有发生死亡的报道。美国歌星迈克尔·杰克逊的死因，据报道就可能与滥用丙泊酚有关。

丙泊酚，这种不能喝的"牛奶"，必须由经过专门培训的人员正确使用，才能确保安全和药效。

（谢　致）

—— 专家简介 ——

谢　致

谢致，副主任医师，硕士生导师。上海德济医院麻醉科主任。擅长临床麻醉与危急重症抢救。

七、"K 粉"——甲之蜜糖、乙之砒霜

近几年，《扫毒》《门徒》《湄公河行动》《边境风云》等电影一度影响力很大，这几部电影都提及了一个共同点——"毒品"！

毒品是指鸦片、海洛因、甲基苯丙胺（冰毒）、吗啡、大麻、可卡因，以及国家规定管制的其他能够使人形成瘾癖的麻醉药品和精神药品。毒品通常分为麻醉药品和精神药品两大类。其中最常见的主要是麻醉药品类中的大麻类、鸦片类和可卡因类。

"K 粉"医学上称氯胺酮（KAN）。因为其物理形状呈白色粉末，俗称"K 粉"。临床上用作手术麻醉剂或麻醉诱导剂，属于静脉全麻药品，具有一定精神依赖性潜力。

近年来不法分子将氯胺酮作为毒品，多数以粉末状形式（"K 粉"）进行交易和使用。氯胺酮滥用就是基于麻醉引起的各种作用。吸食后 5～20 分钟开始产生放松、欣快感及产生性欲，感觉如同喝醉酒，但头脑仍清楚，可维持 1.5～3 小时。剂量达到 70 毫克会引起中毒，200 毫克出现幻觉，500 毫克会引起呼吸抑制甚至死亡。高血压合并有脑出血病史以及心功能代偿不全者服用危险性更大。长期吸食氯胺酮会对脑部造成永久性损害。这些损害显现出来的症状主要有对药物有依赖、记忆力及智力衰退、说话迷糊、口齿不清、情绪不稳定、行动功能受损、呼吸和心脏功能受损等。使用后会使人对周围环境失去警觉。由于其具有成瘾性，长期吸食不仅危及健康，还会陷入经济困难，危害家庭，危害社会！

氯胺酮于 1962 年被美国药剂师卡尔文·史蒂文斯首次成功人工合成，最初发现是作为一种有效的麻醉药，据称首次使用是被作为兽医麻醉剂，并曾在越战时期作为麻醉药而广泛用于野战创伤外科中。1971 年，美国旧金山和洛杉矶市首先报告氯胺酮滥用病例，当时主要是在一些通宵跳舞的娱乐场所，而光顾这些场所的主要是一些青少年亚文化群体。1999 年，"K 粉"经日本、泰国等中转进入内地。2001 年 6 月，原国家药品监督管理局曾将氯胺酮纳入国家二类精神药品进行管理。2003 年，公安部将其列入毒品范畴。2004 年 8 月，氯胺酮（包括其可能存在的盐酸盐及其制剂）"升级"为一类精神药品，只能由国家食品药品监督管理总局指定的药品生产企业定点生产。从 2004 年 7 月起，氯胺酮制剂需按规

定进行销售和购买。

一种成瘾性、危险性如此高的药品，真的可以用于临床麻醉中吗？

答案是肯定的，氯胺酮（"K 粉"）既是一种毒品，也是一种药品。氯胺酮是苯环己哌啶的衍生物。临床所用的氯胺酮是右旋氯胺酮与左旋氯胺酮两个对映异构体的消旋体。

氯胺酮具有显著的镇痛作用，尤其是体表镇痛效果好，且对呼吸和循环系统影响较轻。因此，主要适用于短小手术、植皮与更换敷料、清创、小儿麻醉以及血流动力学不稳定患者的麻醉诱导。氯胺酮可经静脉、肌内注射、口服等多种途径给药，全麻诱导剂量为静脉注射 0.5～2 毫克/千克体重，小儿基础麻醉可肌内注射 4～6 毫克/千克体重，或口服 6 毫克/千克体重。

氯胺酮也有很多不良反应。精神运动反应包括在苏醒期出现精神激动和梦幻现象，如谵妄、狂躁、肢体乱动等。成人较儿童更易发生。个别患者出现复视、视物变形甚至一过性失明。对心血管系统的不良反应包括对一般人引起血压升高及心率加快，但对失代偿的休克患者或心功能不全的患者可引起血压剧降、心动过缓甚至心跳停止。其他还包括偶有呃逆、恶心、呕吐、误吸的发生，有时发生喉痉挛或支气管痉挛，连续应用可产生耐受性和依赖性，值得警惕！

氯胺酮作为神奇麻醉世界的一个"捣乱分子"，如果不能予以正确运用，很有可能会给自身、家庭以及社会带来很多不幸和危害；然而，当它在麻醉科医师手中的时候，又会神奇地变成给患者带来福音的灵丹妙药，真可谓是"甲之蜜糖、乙之砒霜"！

（张光明）

— 专家简介 —

张光明

张光明，医学博士，主任医师，上海交通大学医学院附属同仁医院麻醉科主任。擅长心胸外科麻醉、疼痛治疗及危重疑难病例的麻醉管理。

八、麻沸散与"暴雨梨花针"——中草药麻醉与针刺麻醉

中国很早就有关于麻醉的传说和记载。

战国名医扁鹊以"毒酒"作麻药，为患者"剖腹探心"。公元 2 世纪，中国伟大的医学家华佗发明了"麻沸散"，据《后汉书·方术列传》《三国志·魏书·华佗传》中记载："疾发结于内，针药所不能及者，乃令先以酒服麻沸散，即醉无所觉，因刳破腹背，抽割积聚；若在肠胃，则断截湔洗，除去疾秽，既而缝合，缚以神膏，四、五日创（疮）愈，一月之间皆平复。"说明在 1700 多年以前，华佗就已经使用全身麻醉进行腹腔手术。"麻沸散"又名麻肺散或麻肺汤，处方后来失传。

在公元 1～2 世纪《神农本草经》中也有不少具有镇痛麻醉的药，如羊踯躅、大麻、乌头、附子、莨菪子、椒等。孙思邈在《备急千金要方》、王焘在《外台秘要》中都有用大麻镇痛的记载。

李时珍在《本草纲目》中，介绍了曼陀罗花的麻醉作用说："用热酒调服三钱，少顷昏昏欲醉，割疮灸火，宜先服此则不苦也。"明代张介石的《资蒙医经》中记有"蒙汗药"，用闹羊花、川乌、草乌、乳香、没药等磨为极细粉末，用热酒调服。清代祁坤的《外科大成》、赵学敏所著《串雅内编》介绍了由草乌、川乌、天南星、蟾酥、

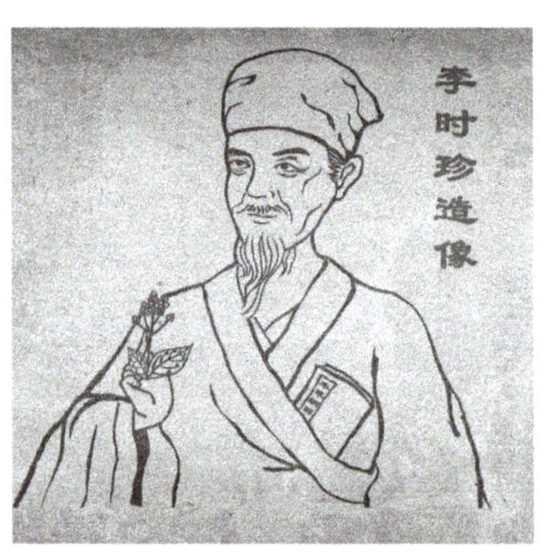

▲李时珍造像

番木鳖等组成的开刀药方。虽然中草药中有许多成分具有镇痛麻醉作用，但都与现代麻醉剂无关，世上也没有像传说中"麻沸散"一样仅口服就能达到全麻状态的中草药麻醉剂。

中医经典《黄帝内经》中就有针刺治疗头痛、牙痛、耳痛、关节痛和胃痛等记载，古代、近代和现代有不少文献均记录了针刺的镇痛作用。现代的如1958年9月5日《解放日报》曾报道：上海市第一人民医院耳鼻喉科和中医科合作，采用针刺代替药物麻醉获得成功。1971年7月，美国国务卿基辛格访华时，随团的《纽约时报》专栏作家詹姆斯·雷斯顿患急性阑尾炎，在药物麻醉下行阑尾切除术，术后第2天，他接受针灸治疗20分钟缓解术后疼痛，据其自述效果非常好，随后詹姆斯在1971年7月26日的《纽约时报》上撰文介绍了他的这段奇遇。目前，针刺疗法多采用毫针、电针或经皮穴位电刺激等手段，通过刺激身体特定穴位来取得镇痛、缓解恶心呕吐、镇静和抗焦虑等效果。

再说说"暴雨梨花针"。这件暗器并非针刺穴位，它源自武侠小说《楚留香传奇》。按照小说作者古龙的描写，此物发射之时，共27枚银针激射而出，势急力猛，可称天下第一，每一射出，必定见血，纵横江湖的许多高人都死于此暗器之手。"暴雨梨花针"其实已经超出武侠的范围，它的出现，是古龙为了表明再厉害的武功其实也有限，真正无敌的是人类的智慧和科技，古龙是借一件暗器重申：技术的发展，才是无敌！

（郭　丰）

—— 专家简介 ——

郭　丰

郭丰，医学硕士，上海中医药大学附属曙光医院麻醉科副主任医师，擅长针药复合麻醉的临床实践。

九、中国麻醉学科发展 60 年（1949—2009）概要

西方麻醉技术传入中国，应起自 19 世纪中后期，伴随着天主教、基督教的传教士到中国传教，各地相继建立教会医院，多由嬷嬷（修女）和医学实习生施行麻醉，此后逐步转向外科助手轮流实施麻醉。中国最早有记载的乙醚麻醉是在 1847 年，即莫顿开创乙醚现代麻醉后的次年。20 世纪 40 年代末，尚德延教授在当时的兰州中央医院建立了中国第一个麻醉科。同时期，李杏芳教授在上海仁济医院从事麻醉工作（1957 年担任上海交通大学医学院附属瑞金医院前身广慈医院麻醉科主任）。中华人民共和国成立之初，吴珏教授建立了上海医学院附属中山医院（复旦大学附属中山医院）麻醉科和国内第一个血库，谢荣教授则建立了北京医学院附属第一医院（北京大学第一医院）麻醉科。此后，吴珏教授通过带教进修生（其早期学生有史济湘、王景阳、李德馨等，以及南方地区学生），谢荣教授（其学生遍及北方地区）和尚德延教授（其早期学生后来多成为原各军区总医院麻醉科的主任）通过开办学习班，为国内麻醉学科的发展培养了第一批人才。之后，谭慧英教授从法国回国，与前述 4 位教授成为中国麻醉界在 1966 年前被评为正教授的 5 人，加上天津王源旭教授和原南京军区总医院李德馨教授，他们对我国麻醉学科的早期发展做出了突出贡献。这些教授的学生遍布全国各地，使中国麻醉学科成功地迈出了第一步，并奠定了发展的基础。

回顾中华人民共和国成立 60 年来中国麻醉事业的发展，可以按几个重大历史性事件，将发展历程划分为以下四个阶段：①初创与早期发展阶段，1949—1966 年；②"文革"及此后恢复阶段，1966—1979 年；③正式发展成为独立学科阶段，1979—1989 年；④快速发展阶段，1990 年至今。

（1）初创与早期发展阶段（1949—1966 年）

通过前述几位前辈的努力，在 19 世纪 50 年代，中国麻醉学科完成了奠基，并进入初创阶段。其标志是在北京、上海及全国各大省会城市的大医院都建立了麻醉科或麻醉组的组织，拥有了专职的麻醉科医师，并通过办培训班、进修班的形式，进一步扩大了麻醉专科人员队伍。几位前辈的早期学生，日后都成为当时各省市大学附属医院或省市医院、解放军总医院及各大军区麻醉学科的带头

人。在此期间,北京谢荣教授和上海吴珏教授分别出版了麻醉学专著,为学科发展提供了理论支持。但在这个阶段,也出现了学科发展的两种模式:一种是麻醉科以医师为主,北方多循这条模式发展;另一种是由少数医师负责,大量工作人员则由护士充任,南方不少医院循此模式发展。实践证明,前一模式对学科发展是有利的。在这一阶段,我国麻醉学科出现了大发展的局面。以上海为基地,仿制生产了全麻麻醉机、硬膜外及蛛网膜下腔阻滞穿刺针及气管导管、喉镜、单双腔气管导管、支气管导管、心电图机、体外循环机等一大批麻醉专用设备、器材。同时生产了各种麻醉药品包括乙醚、普鲁卡因、琥珀胆碱、箭毒等,基本满足了国内麻醉学科发展的需要。

在麻醉学科发展的有力支撑下,1953 年上海开展了中国首例二尖瓣狭窄扩张术。1958 年起,北京、西安、上海相继开展了体外循环心内直视手术。1958 年,上海广慈医院(上海交通大学医学院附属瑞金医院)抢救成功 1 例大面积烧伤患者,这一成就震惊了世界。此外,20 世纪 50 年代,天津王源旭教授两次报道实施体外心脏按压复苏成功;谭慧英教授介绍人工冬眠方法;1958 年,在上海和陕西几乎同时开展了对针刺镇痛的研究;进入 20 世纪 60 年代,李德馨教授重点研究了脑复苏和血气分析;1964 年,在南京召开了首届麻醉学术会议,并对这一阶段麻醉学科的发展做了全面检阅,李德馨教授为会议取得成功做出了重要贡献。这一阶段还开展了研究生培养工作,其间由于"文革"的影响,大多数学生未能完成学业,只有吴珏教授的两位学生庄心良、蒋豪教授基本完成学业。

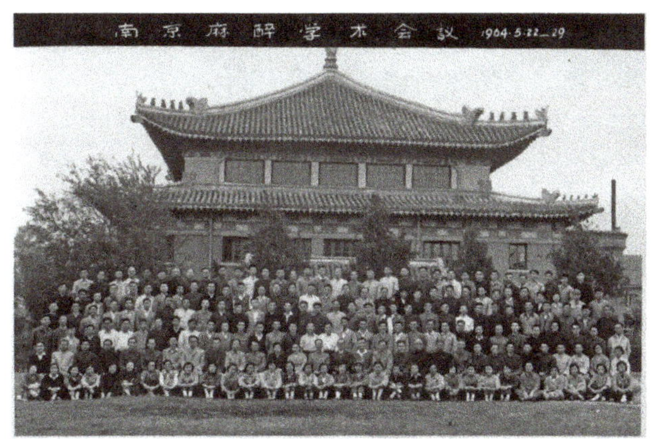

▲ 1964 年全国麻醉会议专家合影

这一阶段的麻醉论文,多发表于《中华外科杂志》,并曾集中出过一期专刊;其他散见于各地方的医学杂志和《人民军医》杂志。在《国外医学·外科学分册》

中，也有一些介绍麻醉学的综述和译文。

（2）"文革"及此后恢复阶段（1966—1979 年）

在"文革"阶段，由于大量知识分子受到冲击，特别是一些教授受到不合理对待，使得蓬勃发展的中国麻醉事业受到较大的影响。绝大多数科研工作被迫停止或转向，全国广泛开展了对针刺麻醉和中药麻醉的研究，有限的科研经费也投向了这两个领域。从正面的角度而言，对针刺麻醉的研究使得中国在神经吗啡肽及其他神经血管因子方面的研究没有落后世界太远，在某些方面还有所建树。对中药麻醉的研究也开发出了个别新药（如肌肉松弛药锡生藤碱）及催醒药物（催醒宁等），并推动了对微循环的研究。这些研究虽然取得了一些成果，但总体上看，对麻醉学科的发展还是有负面影响的。

由于中断了与世界的联系，中国麻醉学科的发展错过了氟烷时代，日常麻醉逐步演变为静脉普鲁卡因全身麻醉＋少量乙醚吸入及以硬膜外阻滞为主的局面，使得中国麻醉学科的发展几乎陷于停顿。军队的麻醉与复苏专业组相对于地方没有受到太大的冲击，逐步成为当时中国麻醉界的重要力量。无论是在针刺麻醉还是中药麻醉领域，军队麻醉专业组都积极参与其中并有相当建树。在这一阶段，氯胺酮、芬太尼和氟哌啶（氟哌啶醇）实现了国产化，使得分离麻醉、神经安定镇痛麻醉一度风行，并在日后的中越边境自卫反击战的战伤救治中发挥了重要作用。根据军事目的研制的一些药物（如二氢埃托菲、催醒宁、盐酸戊乙奎醚等）也转用于民用。

1976 年"文革"正式结束，在 1978 年召开的全国科学大会的鼓舞下，麻醉学科也在酝酿着崛起。

（3）正式发展成为独立学科阶段（1979—1989 年）

1979 年，中华医学会在哈尔滨北方大厦召开了第一届全国麻醉学术会议（后改称为第二届，南京会议被追认为第一届），同时正式成立了中华医学会麻醉学分会，尚德延教授任首届委员会主任委员，谢荣、吴珏教授等担任副主任委员，标志着麻醉学学科的正式建立。此后，全国各地相继建立了地方麻醉学分会，并创刊发行了《国外医学·麻醉学与复苏分册》（徐州，1980 年）、《中华麻醉学杂志》（石家庄，1981 年）、《临床麻醉学杂志》（南京，1984 年）等专科期刊，为推动中国麻醉事业的发展做出了重要贡献。此阶段的另一重要发展是以徐州医学院（徐州医科大学）曾因明教授为代表，创建麻醉学系（1987 年），在中国麻醉学科发展史上留下了重要的一笔，并为中国麻醉学界培养了大批人才。

随着改革开放的不断深入和国民经济的不断发展，国际上先进的麻醉设备和药品器械开始进入中国。1984 年，北美德尔格麻醉机和异氟烷、恩氟烷等现代吸入麻醉药开始进入中国市场,标志着中国麻醉学领域对外界的开放。与此同时,国外专家也逐步到国内讲学。在时任中华医学会麻醉学分会主任委员谢荣教授的领导下,中华医学会麻醉学分会和日本临床麻醉学会建立了正式的学术联系(1987年),中国麻醉学专家也开始逐步参与国际学术会议,极大地推动了中国麻醉学科的进步。

这一阶段,通过中国老一代麻醉学家的不懈努力,终于在1989年由当时的卫生部发出12号文件,明确指明了麻醉学科成为独立于外科的临床学科,业务范畴包括临床麻醉、急救复苏、疼痛治疗与重症监测治疗,为麻醉学科的进一步发展奠定了组织结构基础。

(4)快速发展阶段(1990年至今)

对照原卫生部1989年[12号]文件要求,全国各地在数年内普遍建立了麻醉学独立学科,并不断发展壮大。

进入20世纪90年代,麻醉学科进入了快速发展期。一批在国外学习的中青年麻醉科医师相继回国,并在老一辈麻醉学家的指导下,逐步成长为新一代麻醉学界的领军人物,中国麻醉学科的发展速度明显加快。

首先是建立了现代化麻醉手术系统,为保证患者的安全和各类心脏手术、移植手术的成功开展奠定了良好的基础。

其次是各种新型监测设备、麻醉设备大量进入中国,使得中国麻醉学科的装备,尤其是在大城市和沿海开放地区迅速与国际接轨。

第三是学科人才梯队建设有了长足的发展。大量本科生、研究生进入学科梯队,使麻醉学科的人才结构逐步趋于合理,梯队层次逐年提高。与此同时,原先麻醉队伍中的大量护士,逐步过渡到麻醉的各种辅助工作岗位。伴随着《中华人民共和国执业医师法》的颁布和执业医师制度的实行,麻醉学科已名正言顺地进入由医师执业的临床学科行列。近几年开展的住院医师规范化培训工作,也为今后学科水平的进一步提升打下了基础。

第四是临床麻醉的安全性明显改善。随着设备的不断完善,学科人才梯队建设的长足进步,麻醉质量控制工作的逐步开展,麻醉与手术的安全有了进一步的保障。在新的给药技术如靶控概念的引入以及国内在容量治疗方面的进展推动下,麻醉的安全界限不断提高,这为手术科室的进步打下了坚实的基础。目前世界上所能开展的各种复杂手术在我国都已能熟练开展,这其中麻醉学科所做的贡献是有目共睹的。

第五是麻醉科研工作已迎头赶上。国家对麻醉学科研的投入力度也越来越大,麻醉学学科已开始向世界麻醉学领域的研究前沿发起了冲击。反映在具体数字上就是国家自然科学基金资助项目逐年增多，被科学引文索引(SCI)收录的论文逐年增多，影响因子也在逐步提高。在国际研究的热门领域，几乎都有我国麻醉学学者涉足其间。

第六是一大批中青年领军人才已崭露头角，在各种国际学术机构和期刊编委会中，已开始有中国学者的位置。在国内重要的学术荣誉方面，也有人获得国家杰出青年学者、长江学者称号，距离诞生中国麻醉学学科两院院士已指日可待。

第七是亚专科不断发展，疼痛、重症监测治疗已成为麻醉学科的重要组成部分，一批在亚专科方面出类拔萃的专家为这两个亚专科的发展做出了积极的贡献。

第八是学会自身的发展。在中华医学会麻醉学分会历任主任委员的辛勤努力下，中华医学会麻醉学分会已发展成中华医学会各分会中的佼佼者。无论是在坚持开展学术工作方面，还是在组织召开全国乃至各地区学术会议方面，以及全面提升麻醉学学科的学术水平和社会地位方面，麻醉学分会都走在了各专科分会的前列，受到中华医学会的多次表彰。在对外交流方面，麻醉学分会近年来也迎来了全面发展的新局面。在李树仁教授任主任委员期间，中华医学会麻醉学分会正式加入世界麻醉医师联合会，结束了中华医学会麻醉学分会与国际麻醉学界的隔绝状态。而在吴新民主任委员的领导下，中华医学会麻醉学分会恢复了与日本临床麻醉学会的正式学术联系，建立了与大不列颠及北爱尔兰联合王国麻醉医师协会的正式学术联系，并与我国台湾、香港等地区的麻醉学会开展了有效的学术交流。

中国麻醉学科 60 年(1949—2009)的发展历程，既是国家发展的一个缩影，也是一代又一代麻醉学家努力奋斗的结果。中国麻醉专业工作者对患者生命安全负责的工作态度，对学科发展殚精竭虑的毕生追求，对年轻学子健康成长所付出的艰辛，都已成为中国麻醉学科的宝贵财富，并将继续鼓舞新一代麻醉专业工作者向新的目标大步迈进。

（于布为）

○ 摘编自《上海医学》2009 年 11 期

—— 专家简介 ——

于布为

于布为，教授，主任医师，医学博士，博士研究生导师。上海交通大学医学院附属瑞金医院麻醉科主任，瑞金医院卢湾分院院长。擅长危重及心血管手术麻醉管理和全身麻醉机制的研究。

十、无影灯下的生命保护神

在手术台上，外科医师的工作是在人体病变部位动刀子，麻醉科医师则更为忙碌，调控患者麻醉深度，让患者处于无痛状态，确保手术顺利进行、保证麻醉安全。在紧急情况下（术中大出血等），更是忙上加忙。因此，麻醉科医师被誉为"无影灯下的生命保护神"。

对麻醉科医师而言，广博的理论知识是基础，只有将病理、生理、药理、内科、外科、妇科、儿科、麻醉等基础和临床医学多学科内容交叉融会，并结合临床培训和多年经验的积累，才能铸就一名合格的麻醉科医师。为手术保驾护航时，难免遇到暗礁涌流，麻醉科医师必须具备处理突发情况的能力，管理好患者的重要生命体征，包括呼吸、心率、血压等。同时，还必须具备细致的观察力，面面俱到。

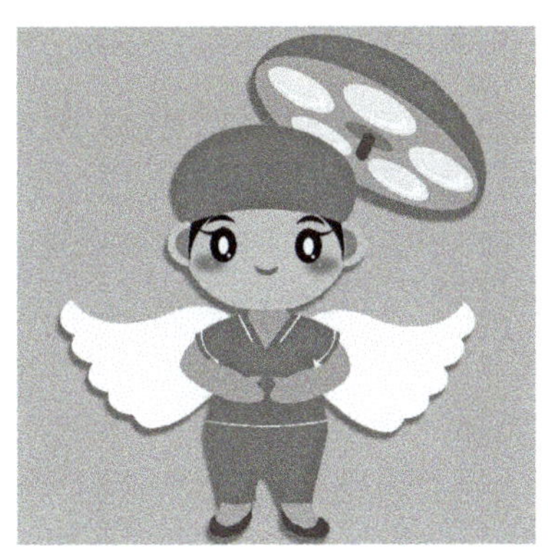

▲ 无影灯下的生命保护神

凡是麻醉都有风险，哪怕是再小的手术。由于麻醉药品对呼吸、循环和中枢神经系统存在显著的抑制性影响，尤其遇到体质特殊的患者，导致一些"小"的麻醉也可能出现问题，尤其当专业人员没有充分重视或经验不足时，一旦发生意外，抢救措施又跟不上，就将导致严重后果。

人群不同、病情不同，麻醉风险发生率也不一样。如果按照麻醉风险大小来算，心血管病无疑是排在前头，因为麻醉药品直接抑制循环系统，对血压、心跳、血流动力学的影响最明显，凡是有循环系统急慢性疾病的患者，都是高风险麻醉意外发生的对象。

其次，呼吸系统疾病患者以及肥胖患者，其麻醉意外发生概率也很高，因为麻醉药品有呼吸抑制作用，而肥胖患者多伴随多种慢性疾病，器官功能减退，抗麻醉风险的能力小。还有，小儿、老年患者以及孕产妇这些特殊群体，也容易出现麻醉意外。总的来说，若脑、心、肺、肝、肾等重要器官功能代偿不全，麻醉和手术的风险就大，围手术期的死亡率较高。

麻醉科医师的工作贯穿患者手术前、中、后。比如，麻醉科医师在手术前与患者沟通，了解患者的既往病史，因为影响麻醉安全的因素很多，如患者近日的体质状况、用药细节等，均不能大意。

而在手术中，麻醉科医师就更该提高警惕了。手术中的患者已失去了自我防范意识，麻醉科医师俨然是生命的主宰，麻醉科医师必须具备敏锐的观察力和处理突发情况的能力。绝大多数发生麻醉意外的患者，只要抢救及时，处理得当，通常都能转危为安。一般地说，发生麻醉意外，出现缺血、缺氧、呼吸心跳骤停的几分钟内，是抢救的黄金时间。

手术结束，让患者意识清醒、生命体征稳定地离开手术室是麻醉科医师的职责所在。在将患者送返病房前，麻醉科医师应写好麻醉记录，交代好护理人员该患者的麻醉特点以及观察要点，特殊患者还应定期访视。

简而言之，麻醉科医师的职责就是：在保证患者无痛、安全的前提下，和手术医师共同完成手术。

医学上麻醉的方式有很多，主要分全麻、区域麻醉两大类，区域麻醉按方式不同有不同的种类。全身麻醉是指麻醉药作用于中枢神经系统(脑和脊髓)使其被抑制，让人意识消失、全身不感觉到疼痛。局部麻醉指局麻药应用于身体周缘局部神经时，只产生躯体某一部位的麻醉，只让该部位不感疼痛。

麻醉科医师会根据患者的手术部位、手术性质、手术时间、身体状况等各方面情况选择麻醉方式。并非大手术才做全麻，只能说，全麻适合所有的大、中、小手术，而其他的麻醉方式则只能适合某一部分手术。

具体选择哪种麻醉方式还是要看患者的具体情况。比如，有些很小的手术如声带肿物、气管异物必须全麻。这是因为，这项手术需要控制患者呼吸，全麻更利于保证患者呼吸通畅。而另外一些较大的手术，如髋关节手术或股骨的手术，也可以用椎管内麻醉(区域麻醉的一种)就可以顺利完成手术了。

不论是哪一种麻醉方式，都具有一定的风险性，而并非全麻的危险就最高。而实际上，对于多数的危重患者或特殊手术患者，选择全麻反而是一种更加安全的方式。因为全身麻醉常采取气管内插管，使呼吸道与消化道很好地隔离，患者即使发生呕吐也不会造成误吸，能够保证足够的肺通气量、镇痛和松弛肌肉。此外，像儿童等难以合作的患者，最好还是采取全麻。

传统麻醉概念是可逆性的意识消失，现代麻醉概念已经细化，目前区分出了镇静、催眠、镇痛、肌肉松弛、抑制有害刺激反应等多种成分。麻醉的含义是对创伤和手术完全无知觉，是一种意识消失的状态。而在乙醚麻醉时代之后，神经阻滞也成为临床麻醉操作的重要手段之一，它是通过阻断某一部位的神经传导或某些受体功能来实现麻醉的。两者的区别关键在于意识是否存在。于是新的问题出现了，其一是患者意识消失后，就真的不再感觉到疼痛吗？那么术中伴随手术操作而波动的血压、心跳该如何解释？其二是如果患者仅仅通过阻滞不再感觉疼痛了，但术中意识清醒，该如何避免术中知晓和术后回忆对患者造成的伤害。更进一步说，到底该麻醉到什么深度、怎样麻醉，才能让患者术中血压、心率都平平稳稳、术后能够舒舒服服，也没有可怕的回忆呢？为此，在多年临床实践的基础上，笔者结合国际麻醉学的最新研究成果，提出了"理想麻醉状态"的理念。

我们追求的理想麻醉状态是：针对不同手术操作，区别麻醉的不同成分来选择药物，使临床麻醉在安全有效的前提下，能够保证对患者生理功能的干扰减到最少，使患者在自然舒适、近似睡眠的情况下接受麻醉手术。依据这一原则，创新性的借助脑电麻醉镇静深度监测指数、心律变异性指数、血压等指标对这一概念进行了量化，使得以往很多被归为麻醉禁忌的患者安全平稳地度过了手术。如今这一理念正在被越来越多的麻醉科医师所接受和应用。随着这一理念的逐步普及和推广，已有越来越多的麻醉科医师，能够在面对各种危重、疑难、重大手术患者时从容自信，对患者的生命体征掌控自如，真正担负起了围手术期患者生命守护神的重任。

（于布为）

○ 摘编自《新民晚报》2012 年 4 月 30 日

十一、加强普及现代技术，快速提高我国麻醉安全与质量

麻醉学自其诞生起就一直致力于提高围手术期患者的安全与麻醉质量，其中安全性尤为重要。2013 年美国麻醉医师协会年会将麻醉安全作为当年的主题。2016 年中华医学会麻醉学分会第十二届委员会常委会更是将"医疗安全"作为中国麻醉学科发展五个愿景中的首要目标。

在 20 世纪 80 年代前，欧美国家麻醉相关死亡率为 1/5 000～1/2 500。随后由于脉搏血氧饱和度、呼气末二氧化碳分压（$P_{ET}CO_2$）等监测技术以及新型麻醉药物与麻醉方法的普及应用，麻醉相关死亡率明显下降，其中呼吸相关心搏骤停发生率在近 20 年间由 2.1/10 000 下降到 1.0/10 000。

目前麻醉期间不良事件或并发症发生率为 18％～22％，严重并发症发生率为 0.45％～1.40％，死亡率约为 1/100 000。由于中国地域辽阔，各地区发展极不均衡，尚无全国性麻醉相关死亡率的统计分析；一般估计中心城市医院麻醉相关死亡率为 1/1 100 000～1/150 000，而区县级以下医院麻醉相关死亡率可能约为 1/5 000。

但是由于老龄化、慢性疾病、大型手术增多及手术方式改变等多种原因，术后全因死亡率可达 4％；2011 年至 2013 年间，第四军医大学（空军军医大学）西京医院 1 236 例老年患者腹部手术后并发症发生率为 42.15％，死亡率为 0.65％。

当前，日间手术、内镜诊疗术等手术室外镇静与麻醉正快速增长，加速术后康复理念得以普及，患者对医疗服务质量的要求逐渐提高，这对我国麻醉从业人员提出了更高、更新的要求。

在目前麻醉管理理论与实际日趋完善、不显著增加医疗成本的情况下，笔者认为应充分利用并加强普及现有的 3 项麻醉监测与应用技术，从而快速提高我国麻醉安全与质量。

（1）$P_{ET}CO_2$ 监测：应用于气管插管或喉罩全身麻醉以外的麻醉患者。在 $P_{ET}CO_2$ 监测出现以前，麻醉科医师主要通过观察患者胸廓和腹壁运动和/或听诊呼吸音等大致评估自主呼吸功能或机械通气效果。这不仅具有一定的主观性，还存在麻醉科医师受多种因素干扰而未能及时发现呼吸抑制的情况，从而导

致严重缺氧并发症。

一般认为，脉搏血氧饱和度主要反映肺换气功能，$P_{ET}CO_2$ 主要反映肺通气功能。持续监测 $P_{ET}CO_2$ 可明显降低麻醉相关的呼吸系统并发症及其所致的死亡率。非气管内插管麻醉给予氧疗下，与脉搏血氧饱和度相比，通过鼻咽导管持续监测 $P_{ET}CO_2$ 可更早地发现肺通气不足或窒息。

随着舒适化医疗的推广，越来越多的患者在行内镜诊疗术时接受静脉镇静或麻醉，而静脉镇静药或静脉麻醉药对呼吸频率或幅度的抑制与单位时间剂量有关。

浙江大学附属第一医院麻醉科的研究表明，旁流式 $P_{ET}CO_2$ 监测能更早地发现人工流产术中丙泊酚所致的低氧血症。2011 年美国麻醉安全基金联席会议提出了发现药物所致术后呼吸抑制的必要监测策略，尤其是针对吸氧患者，提出在脉搏血氧饱和度监测基础上，还应进行 $P_{ET}CO_2$ 监测。

2015 年，大不列颠与爱尔兰联合王国麻醉医师协会发布的《麻醉和恢复期监测标准建议》指出：麻醉监测的最低标准应包括脉搏血氧饱和度、无创血压、心电图、吸入与呼出气氧浓度和麻醉药浓度、$P_{ET}CO_2$ 和气管压；这些最低标准不仅适用于气管内插管或放置喉罩的全身麻醉患者，而且适用于区域麻醉、静脉麻醉以及麻醉恢复期患者；无论患者是否有气管装置，对所有意识消失的患者都应当监测 $P_{ET}CO_2$。

由此，笔者认为，不仅对气管内插管或放置喉罩的全身麻醉患者应常规监测 $P_{ET}CO_2$，还应倡导对任何场所接受深度镇静或麻醉的患者在麻醉期间与麻醉恢复期间监测 $P_{ET}CO_2$，以期更早地发现通气功能障碍，从而显著地提高麻醉安全性。

（2）普及应用视频喉镜：困难气道是全身麻醉中严重气道并发症的常见原因。英国调查显示，麻醉患者中脑损害甚至死亡的发生率约为 1/5 500，其中 19% 与气道管理有关。为进一步提高困难气道插管成功率，麻醉科医师尝试了多种方法，如制订详尽的困难气道插管指南流程、应用逆行气管插管、纤维支气管镜引导气管插管、光棒引导气管插管等技术方法。但这些技术方法的要求较高，操作相对繁琐。

视频喉镜为麻醉科医师解决困难气道提供了"利器"。应用视频喉镜进行气管插管时不需要口、咽和喉三轴线重合即可显露声门，硬质可视喉镜对头部的操作和位置摆放的要求较常规直接喉镜降低。

与常规直接喉镜相比，视频喉镜用于非困难气道插管时，虽然成功率无明显差异，但操作时间明显缩短；而用于困难气道时，视频喉镜气管插管成功率升高，操作时间缩短程度更大，引起牙齿损伤的概率较小。气管刺激是气管插管时导致心血管反应的主要原因，有研究表明，对冠脉搭桥术患者应用视频喉镜气管插管时引起的心率、血压波动明显小于常规直接喉镜。

2013 年美国麻醉医师协会指南中把视频喉镜作为解决成人困难气道的备选手段。随着视频喉镜应用日益增加，2015 年英国困难气道协会发布的《成人非预期困难气道插管管理指南》建议所有麻醉科医师应熟练掌握视频喉镜的应用技术，并常规使用视频喉镜以提高气管插管成功率。在模拟儿科心肺复苏胸外心脏按压时，视频喉镜气管插管成功率明显高于传统直接喉镜(100.0%/80.4%)，操作时间明显缩短，提示视频喉镜用于急救气管插管的效果优于传统直接喉镜。

我国目前对于困难气道处理的现状为：近半数麻醉科医师(46.9%)选择纤维支气管镜下清醒气管插管术；遇到意外气管插管困难而能维持通气时，79.2%的麻醉科医师尝试传统直接喉镜以外的其他方法；遇到气管插管困难且不能通气时，选择喉罩改善通气或环甲膜穿刺建立气道的麻醉科医师比率分别为 47.6% 和 52.4%；而对可能发生气管插管困难的患者，绝大多数麻醉科医师(92.6%)首先尝试麻醉下直接喉镜气管插管术。教学医院在建立简便气道处理流程、专业团队建设和培训方面，明显优于非教学医院。

我国视频喉镜目前主要应用于经济相对发达地区及中心城市的医院，而区县级及其以下医院的麻醉设备与技术相对落后，一旦发生困难气道易导致严重后果。因此，有必要在我国各级医院加快普及视频喉镜的应用，并取代传统直接喉镜，提高一次气管插管的成功率，降低因困难气道带来的气管损伤等严重并发症。

（3）超声技术在麻醉中的推广应用：随着可视化技术的进步，超声技术在麻醉中的应用越来越受到关注，可显著缩短有创操作时间，提高成功率及经济效益，提高麻醉安全与质量。目前麻醉科医师主要将超声技术应用于：外周神经阻滞术，椎管内穿刺术，中心静脉和外周血管穿刺置管术，危重患者心脏功能监测(经胸或经食管超声心动图)，麻醉或 ICU 中辅助诊断。

目前超声引导技术广泛应用于各种神经阻滞，由过去麻醉科医师凭经验通过解剖定位转变为直视下定位穿刺，从而显著提高神经阻滞的效果，避免穿刺对外周神经及其周围血管或组织的损伤，降低相关并发症(如锁骨上臂丛神经阻滞可能导致的血气胸)。

采用解剖定位施行外周神经丛阻滞时，麻醉科医师为保证神经阻滞效果，常增加局麻药浓度或药液容量，局麻药中毒的风险增加，而超声引导下穿刺给药可直接观察药液扩散情况，减少局麻药用量。对一些解剖畸形或因各种原因如肥胖等而导致解剖定位不明确的患者，超声引导下神经阻滞更能体现出其优势。

近年来，由于超声技术应用的日趋广泛，临床各种神经阻滞数量明显增加，不仅可满足手术的要求，还广泛地用于联合麻醉以及术后镇痛，如胸腔镜手术胸椎旁间隙阻滞或留管、腹腔镜手术或腹部手术后腹横肌平面阻滞等，可显著减少全麻药用量,减免术中与术后阿片类药物的应用,显著加速患者术后康复。

超声引导技术用于中心静脉或外周血管穿刺置管术具有更高的可靠性和安全性,尤其对小儿、肥胖症、水肿、低血压以及脱水等患者,可提高一次穿刺置管成功率,减少相关并发症。

除此之外,超声还可观察静脉充盈程度,用于评估手术或危重患者血容量情况;还可及时发现胸腹腔内异常情况(积气或积液等)。尽管经食管超声心动图在心脏功能评估中可发挥重要作用,但由于其诊断操作要求相对较高,目前更多地用于心脏大血管手术。四川大学华西医院研究表明,急诊手术麻醉前应用超声筛查可显著降低患者住院期间的死亡率,并降低患者的医疗费用。

目前超声仪,尤其是国产小型超声仪价格并不高,有必要提倡我国各级医院麻醉科加速推广超声技术的应用,以显著提高手术与麻醉安全与质量,促进患者术后康复。

综上所述,麻醉安全与质量是临床麻醉的永恒主题。各级医院麻醉科要积极、主动地将 $P_{ET}CO_2$ 监测广泛应用于无人工呼吸道装置的麻醉患者,而不是仅仅用于气管插管或喉罩全身麻醉;还要考虑将视频喉镜取代传统直接喉镜,并加速推广超声技术在麻醉中的应用,从而更快地提高我国临床麻醉安全与质量。

(万小健　邓小明)

○ 摘编自《中华麻醉学杂志》2016 年第 1 期

—— 专家简介 ——

邓小明

邓小明,教授,主任医师,博士生导师。海军军医大学附属长海医院麻醉学部主任,上海市医学会麻醉科专科分会主任委员,擅长疑难危重患者的麻醉及围手术期处理。

▲长海医院麻醉学部微信公众号

十二、麻醉，从打一针开始

在平时生活中，在临床实践中，已经碰到很多朋友，包括据说自己也是医师的人非常善意地羡慕我："您的工作很轻松，只要给患者打一针就可以了。"言下之意就是，麻醉工作只是给患者打一针，余下的就是交给手术医师去开刀。在这里，告诉大家一个令人颇感意外的事情，在许多发达的国家，比如在美国，就是那些被不少人误认为工作就是打一针的麻醉科医师，其平均年收入是最高的。这就让人纳闷了，怎么在这些发达国家里，医疗体制发展已经相当均衡了，这么多年以来居然会容忍麻醉科医师平均年收入最高？凭什么？更奇怪的是，越是在医学水平高的国度里，麻醉科医师越受重视，为什么啊？

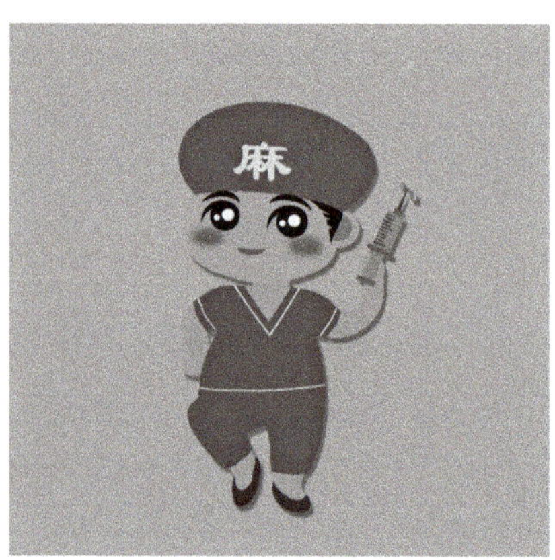

▲ 麻醉，从打一针开始

为了解析这些疑问，先按一些人的习惯观念去演绎麻醉工作。如果麻醉真的就是打一针就结束了，最直观的问题就是如果原本计划做 1 小时左右的手术，那麻醉药剂量应该只能维持 1 小时，或许至多能维持 3 小时的量，毕竟谁都不愿意多打麻药，特别是担心多打麻药会导致记忆力下降的人更不愿意被多打麻药。不料手术遇到困难了，手术时间就不得不延续，大大超过 1 小时，甚至长达六七个小时，或者更长。那是不是得重新需要麻醉科医师打麻药来维持麻醉效果？看来手术中必须需要麻醉科医师守候在一旁，如果他们走开了，这时候患者痛了找谁啊？

再说即使麻醉药剂量够了，能够维持整台手术进行，那么手术中最常见、也是最容易理解的出血，尤其是大出血发生了，肯定就要估计患者究竟出血多少，需要给患者补充多少补液，联系血库配送多少血。等到血库把配好的血细胞送来时，谁把这些血细胞及时、有效、准确输入患者体内？有人也许会不以为然地回答：让手术医师来估计患者出多少血，需要输多少血，需要补充多少液体，等到血液送来了，让护士输给患者，这不是把所有问题都解决了，还要麻醉科医师干嘛！这样可以节省成本，同时还可以为患者减少医疗费用，改善医患关系，何乐而不为呢？这想法当然很先进，可事实上，患者一旦在手术台上大出血，手术医师在台上连抢救都来不及，哪还有时间一会儿跑前跑后地观察患者出血究竟多少，一会儿联系血库？再说，这时候的巡回护士也有好多工作要做，怎么专心致志来协助完成这些额外的重要工作，看来还需要一个专业人士来为整台手术运转提供必需的保障。人们又要问了：哪个医师最适合承担这项紧张、繁重并且技术含量很高的工作？答案自然还是把麻醉科医师找回来，他们最熟悉整台手术的运转，承担这项工作最专业。

人们也许还有质疑："麻醉科医师是不是就做做这些活？它的含金量不高，一般护士也能胜任。"于是，他们毅然决然把一批优秀护士派到手术台前承担这份重任，接着，手术就一一开始了。不料，手术刚进行一会儿，这里的患者开始恶心呕吐，那里的患者开始发生低血压，隔壁房间的患者情况更复杂，发生严重的心律失常，还伴有哮喘发作，这怎么办啊？急不急人啊？这还不算最凶险的，远处那个手术房间里，正在进行一台胃癌根治术，患者是 85 岁的老人，术中心搏骤停。这些纷繁复杂的病情需要立刻处理，这些万分紧急的病情需要马上抢救，如果完全依靠手术台上的医师，他们此时也许还在全神贯注于患者手术野，等到发现患者血液已经变色，那些弥足珍贵的抢救时机也许已经丧失。如果依赖一批优秀护士，某个领导也许认为可以一试，但好像家属实在有点不放心，怎么办？谁来承担这份具有相当责任的工作，看来还是要把麻醉科医师叫回来哦！让他们时时刻刻都守候在手术台边，及时发现患者病情，及时做出诊断，及时采取治疗措施。难怪有人称，麻醉科医师是整台手术的导演。事实上，这份荣誉绝对不算是过奖！

等到手术顺利结束了，人们也许又会轻松地以为，现在可以把麻醉科医师放在一边了吧，但是仔细一想，出汗了，马上又得把麻醉科医师叫回来，因为患者还处在全麻状态中，怎么让他及时苏醒？一旦在苏醒过程中患者出现意外，又有谁来处理啊？那麻醉科医师来处理患者苏醒当然最恰当，不是有句话这么说来着：

解铃还须系铃人！麻醉科医师此时处理起来最专业。噢，麻醉科医师的工作原来贯穿手术整个过程，手术医师还没有来，他们就要给患者诱导麻醉，手术中不仅要维持术中麻醉，还要保证患者在术中的生命安全。手术结束了，手术医师离开了，麻醉科医师还要保证患者术后安全苏醒，安全返回病房。

原来，打一针仅仅是麻醉工作的开始！

（曹钟强）

— 专家简介 —

曹钟强

曹钟强，复旦大学附属华东医院麻醉科副主任医师，临床上擅长疑难危重病例的麻醉管理。上海作家协会会员，在《上海大众卫生报》辟有《无影灯下》专栏，在《东方早报》连续发表医学人文题材专栏文章80余篇。

十三、有感于麻醉前谈话和签字

麻醉前谈话和签字是麻醉科医师日常工作中司空见惯的事,但是我们有没有站在患者的角度去看待这个问题呢?就让我们来角色扮演——把自己当作一个要做胆囊手术的普通患者("我")来进行一场麻醉前谈话。

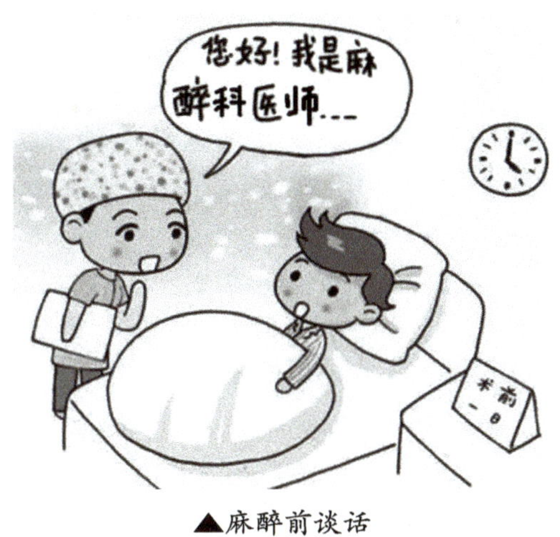

▲麻醉前谈话

首先,"麻醉意外"4 个字让我产生了莫名的恐惧。对于"麻醉"我显然一窍不通,只是觉得它很神秘,有点高深莫测。大抵就是人睡过去、没有任何知觉地任人摆布。如果此时再来点"意外",那我明天还能不能见到这美好的世界呢?我越想越觉得不寒而栗。

我问了手术医师,这手术同意书的第一条"麻醉意外"是什么意思,他似乎也说不出一二,只是告诉我下午麻醉科医师会来对您进行麻醉前访视、告知并签署麻醉知情同意书的。

好不容易盼来了麻醉科医师。

"什么是麻醉意外?"我迫不及待地问道。麻醉科医师微微一笑,胸有成竹地说:"别急,有什么顾虑和担心慢慢跟我讲。"看来,他们每天都会碰到患者这样类似的担心和焦虑。

"所谓'意外'应是所有医疗过程中均可能发生的现象，如药物严重过敏反应可能导致患者死亡就是大家最熟知的例子。尽管很少，但这是无法预知的。也就是说'意外'并非麻醉过程中特有的现象。之所以外科手术知情同意书中第一条就写上'麻醉意外'这是有历史原因的。在我国20世纪90年代前是没有麻醉科和麻醉科医师的，也无麻醉前评估和知情同意书的。所有的围手术期工作都是外科医师主导和负责。麻醉实施者只不过是由手术组的一名护士来担任，限于麻醉学科本身理论的几乎空白、从业者的理论和能力的限制、麻醉药物和方法的局限、麻醉监护设备的极度匮乏和落后等，麻醉过程中容易出现各种问题甚至导致不可挽回的后果。限于当时的条件，很多问题不能给出明确的原因，手术医师均以'麻醉意外'来一概而过。"

"哦！难怪手术医师不能给我解释'麻醉意外呢'！那他们为什么还要写上这一条呢?"我不解地问道。

"有些历史遗留下来的陈旧观念和习惯很难改变，有些医师还没有与时俱进的意识。"麻醉科医师开玩笑地补充道，"他们不嫌麻烦，就让他们写上吧。谁肯轻易让出自己原来的地盘呢?"

"'意外'既然是无法预料的不确定情况，我当然也无法预先告诉您了，医师要做的就是备好所有的药品、器材和设备对出现的不良苗头进行及早处理。我们还是言归正传吧，谈谈您明天手术治疗的麻醉情况。"

"不过，您不用太担心，现在的麻醉药物、器材、麻醉监护设备、各种技术都很先进。麻醉科医师也会全程守在您身边，对您进行麻醉、监护和生命体征的调控，无论是何种麻醉方法，都会让您舒适地接受手术治疗的。"看着我满脸愁容，麻醉科医师安慰道。

"首先，让您了解一下麻醉方法的选择问题。麻醉总体分为全身麻醉和局部麻醉，全身麻醉通俗地讲，就是通过麻醉药的作用，让您舒舒服服地睡一觉。在您睡觉的过程中，您的手术就完成了。当药物被代谢或从体内排出后，您就醒了。局部麻醉就是通过各种方法阻断支配手术区域的神经，使您没有疼痛的感觉。但您意识是清楚的，是能与医师交流的。"

"医生，我明天上什么麻醉?"我有些胆怯地问道。

"您的胆囊手术应该讲两种麻醉方法均可实施，在可能的情况下，医师会听听您的意见。"

"我很紧张、害怕。全身麻醉似乎更适合我，全身麻醉会有什么危险吗?"

"对，全身麻醉更适合紧张、焦虑的患者。随着麻醉药物、设备和技术的进步，在当前条件下，全身麻醉的风险总体是可控的，风险更取决于患者本身的基础疾病情况。以往全身麻醉中至关重要的操作就是气管插管的成功与否,现在随着可视化操作技术及设备的发展,加上麻醉科医师的评估,气管插管的困难问题基本解决了,对患者的牙齿、口腔黏膜、气管的损伤降到最低、甚至可以忽略。"

"那么全身麻醉会让人大脑变笨吗?"我有些担心地问。

"目前没有证据显示麻醉药物会影响人的大脑功能,有很多患者醒后感叹多少年没有睡过这样舒服的觉了! 您知道,充分的休息是恢复大脑功能的最重要方式,从这个角度讲,您认为会损伤大脑功能吗? 只要麻醉中维持良好的生命体征,保证大脑等重要脏器的血流灌注和氧的供应,使患者在麻醉状态下的内环境处于稳定状态,就不会对脏器功能造成损害,包括大脑。"

"哦! 言之有理。"

"退一步讲,即使麻醉药物对大脑有一些短暂的影响,但也是手术治疗必须应用的。就好比肿瘤患者要杀死肿瘤细胞必须应用化疗药物一样。相比较肿瘤药物对人体的影响,手术治疗必须用的麻醉药对人体的影响基本可以忽略不计,您说呢? 何况现在的麻醉药物越来越好,可控性很强,即起效快,在人体代谢、排出也很快,手术结束后几分钟到半小时,绝大多数患者很快苏醒。"麻醉科医师进一步解释道。

"那如果我想选择局部麻醉,会有什么风险呢?"我还是有些忐忑。

"胆囊手术的局部麻醉叫椎管内麻醉,就是人们通常说的半身麻醉,我们专业上称为硬膜外麻醉,就是根据您手术部位从您背后的两个椎体间隙用穿刺针导入一根细管到椎管内的硬膜外腔,再通过这根导管注入局部麻醉药物阻断相应区域的神经,从而使手术部位痛觉消失。实施这种麻醉,您需要了解三个主要问题。①手术过程中,尽管可能给您用一些镇静、镇痛的辅助药,但您仍然是清醒的,您能感知手术医师的操作并可以和医师交流。麻醉阻断的只是体表部位的神经,而支配肝胆、脾胃等内脏的神经是从大脑分布下来的脑神经,这种方法是无法阻断脑神经的。在腹腔内的一些手术操作可能让相当一部分患者感觉不适,包括恶心、牵拉脏器的胀痛等。有些人可能不能耐受这种不舒服的感觉、甚至手术无法进行下去。需要改行全身麻醉。②椎体间隙的穿刺、置入硬膜外导管,医师完全是根据人体的解剖结构和个人经验进行的,是无法在直视下进行的。因此,这些操作可能会造成血管、神经、脊髓的损伤,从而引发相关部位的感觉和运动异常或功能丧失,严重者可导致截瘫等不可挽回的后果。③一部分患者因为有多次椎管穿刺、置管史,椎管本身的结构异常,或操作者的经验技术等原因,硬膜外麻醉效果欠佳,不能满足手术要求,需要改行全身麻醉的。"

"听您这么说，全身麻醉似乎把握性更好些，不确定性更少。而半身麻醉不但舒适性差，有些操作的损伤好像有不可控性，并且还可能改行全身麻醉。"

"您理解得很好，所以十多年前，限于人员、药物、设备、技术等，像胆囊这样的手术主要施行半身麻醉，而现在正好相反，胆囊手术基本都是在全身麻醉下进行的。"

"医生，我选择全身麻醉吧！"我已拿定主意了。

"好的，了解麻醉的一些常识，您就不会纠结了。还有什么问题吗？"

"听您这么解释，我心定了许多，也没有前面那么害怕和担心了，我相信您的水平。"我顿觉心情轻松了许多。

"看来，您对我刚才说明的主要问题领会得很好。至于其他方面，如心、肺、脑等重要脏器可能出现的问题要区别对待并告知的。对于您这样没有相关严重基础疾病的患者，出现问题的可能性几乎为零，您不用太担心。还有，如麻醉药物的不良反应也很少，与内外科的用药差不多吧。关于静脉穿刺和置管的损伤也只是可能性而已……医疗过程中，医生都会尽全力，但不可能打包票。"

"是的，通过您的通俗解释和耐心告知，我知道了很多有关麻醉的常识，原来麻醉的重要性远远超出我的想象，事关我的生命安全。我们以前不了解，想当然地认为麻醉只不过是在手术前给我们打那神秘的一针，不痛了就可以做手术了。"

"是呀！以前没有麻醉前对手术患者的访视、评估、告知并签署麻醉知情同意书，患者及家属对麻醉的很多工作不理解，认为我们不就是来做个手术吗？不就是手术前要打个麻醉针吗？干嘛弄那么复杂？尤其是病情瞬息万变的老年患者、重危患者、急诊患者等，手术前后的状况大相径庭，家属很难理解。实行麻醉知情同意书制度使麻醉科医师能与患者及家属面对面沟通、交流、释疑解惑，让患者及家属乃至全社会的人都了解一点关于麻醉的基本知识和常识，减少一些因相关常识的缺乏而不理解，或想象中的过高期望值。该制度对增进医患相互了解、理解有很大帮助，也确实减少了很多因误解而起的不必要纠纷。"

"好了，如果没有什么疑问，在麻醉知情同意书上签上您的名字吧。"

"好的。"签好字，我如释重负，脑海中还在想着麻醉科医师的话。

原来，麻醉并不是我们想象中的神秘，也不是简单的"麻醉针"。通过这场模拟麻醉前谈话和签署麻醉知情同意书，读者诸君会明白麻醉医疗实施过程也像内、外科诊疗过程一样，是一种复杂的医疗过程。只是我们很少有机会去了解和接触麻醉医疗常识，才平添了传说中的神秘色彩。

麻醉科医师的工作这么重要，不仅关系到患者能否顺利接受手术治疗，还关系到患者的生命安全，更关系到患者身体内环境的平稳维持、重要脏器功能的保护及术后的康复，这些是患者朋友们看不见、摸不着的，却是最最重要的工作！

（程华春）

○ 摘编自《麻醉学科信息报》1998 年 8 月 20 日

—— 专家简介 ——

程华春

程华春，主任医师。上海市杨浦区市东医院麻醉科主任（兼疼痛科主任），擅长老年、危重患者的围手术期评估及麻醉处理；急救复苏及疼痛治疗。

十四、是"醉"不是"睡"，是科学更是艺术

有人说麻醉是一门"睡眠"的艺术，那么实施麻醉的医师应该都是艺术家了。传说上帝让亚当睡着，并且将亚当的肋骨取出，制造了夏娃，可见上帝也是一位麻醉科医师。然而，现实生活中，一个睡眠的人是无法接受"真刀真枪"的手术治疗。可见，麻醉并不是睡眠，更不是艺术，其实是一门深奥的科学。但是，至今为止，也没有人能够说出麻醉的真实机制。著名的《科学》（*Science*）杂志也把全身麻醉的机制列入人类亟待解决的 120 个科学问题之内。我们应该认识到搞清全身麻醉机制的意义，那就是：对于全身麻醉机制的认识，也就是对人类大脑功能的认识；揭开了全麻机制的面纱，也就拿到打开人类大脑奥秘宝库的大门钥匙。

在外人看来，全身麻醉就是睡眠，医务人员在向患者介绍麻醉时也常常会说"睡一觉就好了"，其实，他们都只说对了一小半。这种外表和睡眠相似的麻醉状态并不是睡眠，麻醉和睡眠在以下方面表现截然不同。

（1）性质：全身麻醉是一种无意识的状态，是一种医疗状态，是被动过程；而睡眠是人类的休息状态，是生理过程，是主动行为。

（2）全身麻醉对于外界的剧烈刺激（手术切割等）不会有反应，丧失自我保护能力，需要医护照顾，如机械通气或者是辅助通气保护；而即便是深睡眠状态，人类也会对外界强烈刺激立即产生逃避反应，即使在睡眠期间，人类也具有自我保护的能力，绝大多数不需要医疗照顾。

（3）全身麻醉在脑电图上表现为频率一致的慢波，甚至是脑电的爆发抑制（过深的全身麻醉），而且所有的脑区表现均相同；但是睡眠在脑电图上的表现为慢波和快波交替出现，存在慢波睡眠和快速眼动睡眠交替出现的生理现象。这些外在和内涵的不同决定了全身麻醉和睡眠是由不同中枢机制主导的两类不同现象。

如果要确切了解麻醉的概念和机制，其实英文是很好的诠注。麻醉一词源自古语，麻者谓之不痛，醉者谓之无意识。而英文对应的单词"anesthesia"只有一层意思，也就是无感觉，并没有无痛的概念。因此，为了完整表达麻醉的意思，其后通常加上"analgesia"，意为"镇痛"。

虽然迄今全身麻醉的机制还没有被完整阐述，但是并不妨碍该技术的临床

使用。全身麻醉的临床表现或者是临床作用包括四项内容：镇静遗忘和无意识（催眠），抑制伤害性感受（无痛），肌肉松弛（肌松），抑制应激反应。这四个成分并不是独立的，而可以共存，随着麻醉深度的增加而加强。全身麻醉发挥无意识的中枢区域主要在大脑皮质，该区域也是学习记忆的中枢，意识形成与维持的中枢。全身麻醉药物也可以作用于皮质下的区域，如丘脑、脑干、脊髓，这些皮质下的中枢区域被认为是其发挥镇痛、肌肉松弛、抗伤害性感受以及抑制过度交感应激的重要区域。

全身麻醉是一种无意识的状态，而意识是一种人对于外界世界的观察和自我的判断，形成意识的神经科学基础是学习和记忆功能。而学习记忆功能的神经生物学基础是突触可塑性，也就是信息在神经细胞中快速传递、整合和提取的能力。因此，对于突触可塑性的影响是研究全身麻醉机制的主要途径。一般认为，全身麻醉药物能够影响到神经细胞的突触可塑性，从而影响记忆功能，主要是干扰记忆的形成、提取和巩固等。

从微观角度来看，全身麻醉机制也存在多个不同的流派和学说。从最初的脂质学说过渡到现在的蛋白质学说，随着计算机分析能力的提升，目前的神经网络学说也逐步被认识和接受，形成新的全麻机制学说。

由于突触可塑性是联系学习记忆和意识功能以及全身麻醉效应的重要桥梁，因此对全麻机制的研究大多数集中在能够解释突触可塑性的蛋白质学说中。研究已经发现并证实：中枢神经细胞的兴奋性是维持突触可塑性的基础，而大脑兴奋性神经系统功能与抑制性神经系统功能相互作用决定了神经兴奋性水平，全身麻醉药物主要是通过对兴奋性神经系统功能的抑制和对于抑制性神经系统功能的兴奋，从而降低中枢整体的兴奋程度，抑制神经信号的传递，抑制学习记忆功能，从而产生无意识的状态。

全身麻醉的脂质学说更偏重于全身麻醉药物的脂溶性特点，能够作用于细胞膜的脂质双分子层，影响细胞膜的流动性，从而抑制神经细胞膜的兴奋性。该脂质学说由于在逻辑上不能很好地解释全麻现象，逐渐被学界抛弃。

计算机计算速度的提升使得人们能够更加实时客观地分析脑功能的变化，研究者发现：在全身麻醉过程中，大脑的神经网络被碎片化，形成一个个信息孤岛，因此不能形成正常的网络结构。这种发现形成了全麻机制的新学说——神经网络学说，该学说也只是部分解释了全身麻醉的现象和机制。

随着神经生物学研究手段的改进，全身麻醉的蛋白质学说仍然是研究全麻机制的主流，通过新型的模式动物（如酵母菌、线虫、斑马鱼、转基因小鼠等）建立，以及蛋白质功能分析技术，科学家会找到更加特异性的麻醉效应靶点，将来也会根据这些新的靶点设计出更加理想的全身麻醉药物以及对应的拮抗剂（"解药"），届时，全身麻醉也许会成为一种神奇的可开关的"医学睡眠"，促进痛苦的伤害性记忆消除，提高对于新事物的学习记忆功能，成为一杯真正的"忘情水"，这有利于手术患者的康复，也能够提高神经精神类疾病的治疗效果。

（薛庆生）

十五、神针解痛

在很久以前，我们的祖先便开始使用特制的针，按一定的穴位，刺入患者体内，运用操作手法以达到治病的目的。最早关于针灸的记载来自于《素问·病能论篇》："有病颈痛者，或石治之，或针灸治之而皆已。"同样的，有很多经典的古籍也记载了关于针灸的故事，例如《史记·扁鹊仓公列传》："或不当饮药，或不当针灸。"晋代葛洪《抱朴子·勤求》："被疾病则遽针灸。"唐代吴兢《贞观政要·征伐》："道宗在阵损足，帝亲为针灸。"清代俞正燮《癸巳类稿·持素毕》："宗气营卫，有生之常，针灸之外，汤药至齐。"

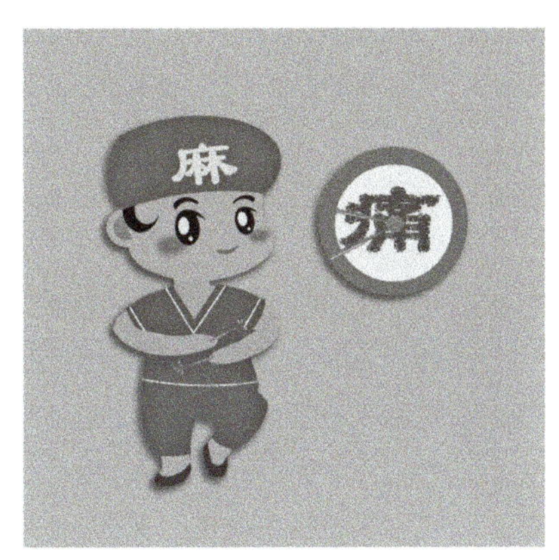

▲神针解痛

今天，我们要和大家谈的也是用针来解决手术中的疼痛困扰。现代麻醉的发展已经比较成熟，作为麻醉科医师，我们可以通过全身麻醉和区域阻滞麻醉来完成大大小小的各类手术。出于舒适度的考虑，现代人更倾向于选择全身麻醉。然而，区域阻滞麻醉因为其相对低廉的价格、较短的恢复时间、较少的并发症等优点，仍然是麻醉科医师完成很多手术的首选麻醉方式。

区域阻滞麻醉是将局部麻醉药物注射于神经干或神经的主要分支周围，以阻断神经末梢的传入刺激，使该神经分布区域产生麻醉效果。区域阻滞麻醉又可细分为以下几类。

（1）神经阻滞：神经阻滞是将局麻药注射至神经干、神经丛或神经节旁，暂时阻断该神经的传导功能，使受该神经支配的区域产生麻醉作用。按照手术部位的需要，又可以分为颈丛神经阻滞、臂丛神经阻滞、腰丛神经阻滞、坐骨神经阻滞等。这类麻醉方式分别适用于手术部位局限于阻滞神经所支配的区域，且阻滞时间能满足需要的手术。

但是，如果患者的穿刺部位有感染、肿瘤、严重畸形、解剖变异、严重凝血障碍以及患者对局麻药过敏的情况，麻醉科医师不能使用神经阻滞对患者进行麻醉，以防止并发症和意外的发生。

（2）蛛网膜下隙阻滞：蛛网膜下隙阻滞是将局麻药注入脑脊液中，使得局麻药直接作用于脊神经前后根及脊髓，产生阻滞作用。该麻醉方式适用于：下腹、盆腔手术（阑尾切除、疝修补、膀胱手术、子宫及附件手术等）和下肢手术（下肢骨折或脱臼复位、截肢术等）。

但是，如果患者有中枢神经系统疾病（颅内高压、脊髓慢性或退行性病变等）、全身严重感染、严重高血压（收缩压＞180 毫米汞柱，舒张压＞110 毫米汞柱）、休克、严重贫血、脊柱外伤、明显的腹内压增高（大量腹水、腹腔大肿瘤等）的情况，麻醉科医师不能使用蛛网膜下隙阻滞对患者进行麻醉，以防止并发症和意外的发生。

（3）硬脊膜外阻滞：硬脊膜外阻滞是将局部麻醉药注入硬脊膜外间隙，阻滞脊神经根部，使其支配的区域产生暂时性的麻痹，达到麻醉效果。现在主要使用连续硬膜外麻醉，在硬膜外间隙置入塑料导管，分次给药，使得麻醉时间显著延长。该麻醉方式常用于腹部手术及其以下部位的手术（泌尿外科、妇产科、下肢手术等），也可用于颈部、上肢及胸壁的手术，但操作技术要求较高。同时，该方法还可用于产科镇痛、术后镇痛及一些慢性疼痛的镇痛治疗，对于分娩镇痛而言，硬脊膜外阻滞是最佳的选择。

但是，和蛛网膜下隙阻滞一样，在患者有严重贫血、高血压病、心脏代偿功能不良以及严重休克的情况下，麻醉科医师不能使用硬脊膜外阻滞对患者进行麻醉，以防止并发症和意外的发生。

（施 炬 吕 欣）

—— 专家简介 ——

吕 欣

吕欣，博士生导师，教授，同济大学附属上海市肺科医院麻醉科主任。

中国心胸血管麻醉学会常务理事，从事临床麻醉工作 20 余年，擅长胸科手术麻醉。长期致力于麻醉科普工作，将麻醉的新理念、新知识通过通俗易懂的方式介绍给大众。

十六、我在您身边不曾离开——麻醉监护与 MAC 介绍

当您躺在手术台上，看着无影灯，听着自己咚咚的心跳声；或当您慢慢入睡知道自己马上就要接受手术的那一瞬，您是否感到恐惧和不安呢？每个患者都有理由担心自己所搭乘的手术航班是否安全。但是有一个人的存在，会让我们坦然登机、起飞、降落。这个守护神一般存在的人，就是麻醉科医师。那么，麻醉科医师是通过什么能够及时发现危险信号进而给予干预措施来保障我们的安全呢？

答案是：麻醉监护。现代高精尖设备的发展，让麻醉科医师如虎添翼。它不但可以监测患者的心电图、血压、呼吸、脉搏及脉搏氧饱和度、体温、麻醉深度，还可以通过一根根连接患者动脉或中心静脉端的导线，通过数字换能器，监测患者的血管阻力、血容量、心排血量等，为麻醉科医师采取干预措施提供大量有意义的参考依据。然而最直接的监护就是麻醉科医师的"火眼金睛"，会观察患者的意识状态、呼吸起伏、口唇黏膜的颜色、四肢的活动、出血量、尿量、手术进展程度以及识别那些干扰高精尖监护仪的信号等。

麻醉监护在手术中的作用和地位非常重要，并不是只有大手术才需要麻醉监护，即使一个简单的局部麻醉小手术，患者也有可能会因为局麻药中毒或过敏等意外而威胁到生命。

下面我们就来谈谈 MAC。

MAC，可译为有监测的麻醉看护或监测麻醉，最先于 1997 年由美国怀特教授提出，并很快在世界范围内受到重视和推广，其内容不断在更新和完善。实际上是患者接受局部、区域麻醉或未用麻醉时，麻醉科医师提供监测和镇静/镇痛等药物，从而达到镇静/镇痛和遗忘的目的。

美国麻醉医师协会特别规定 MAC 期间的基本监测标准与全麻相同，包括对氧合情况、通气、循环和镇静水平的评估，有合格的麻醉科医师在场以及随时处理紧急情况的能力保障。

MAC 期间一般意义上的轻度镇静，即"清醒镇静"是指用药后患者意识抑制，但保护性反射存在，具有长时间自主维持呼吸道通畅的能力，对生理刺激和

言语命令有相应的自主反应。但由于镇静催眠药对中枢神经系统抑制具有明显的剂量依赖性，以及患者对药物存在明显的个体差异，患者很容易从"清醒镇静"进入深度镇静，甚至全身麻醉。在MAC下行手术操作的患者，通常不做气管内插管，使得MAC中最常见和最危险的并发症——通气不足很难及时地从监测仪器上反映出来。麻醉科医师的警惕性，对于预防和处理呼吸意外最有效，他会一直守在您的身边，连续观察您的胸廓起伏、呼吸频率、心前区听诊以及储气囊的运动等。监护仪则提供了简便、有效监测氧合的方法，如脉搏氧饱和度，另外提供的血压、心率和心电图监测也是循环监护的基本要求。如预知术中血压波动较大或需用血管活性药物，麻醉科医师还会进行有创监测，必要时还会监测尿量、血气及电解质分析等，以确保您的安全。

有了麻醉科医师和麻醉监护仪，您大可安然"入睡"，因为他们不离不弃，一直守护着您。

（谢　致）

十七、话说无痛分娩

"无痛分娩"在医学上的专业名词是"分娩镇痛"。从 20 世纪 70 年代欧美国家开始普遍开展以来,这项技术差不多有近 50 年的历史了,其安全性和有效性也得到了实践的反复验证。目前美国、加拿大的顺产产妇中分娩镇痛比例达到 85％以上,而英国更是超过 90％,所以这是一项安全成熟的技术,国内很多医院均已开展无痛分娩,准妈妈可以放心选用。不过,任何医学技术都是在持续不断的进步中,分娩镇痛也不例外,一直在逐渐改进细节,让这项技术日臻完善。

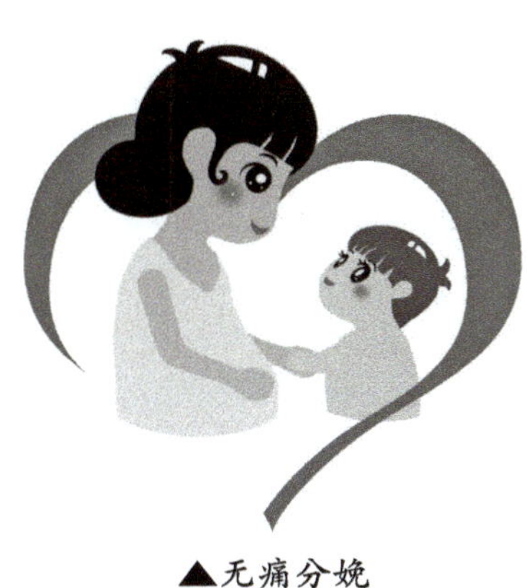

▲无痛分娩

分娩的疼痛是剧烈的。产妇临产时,体内激素发生变化,引起子宫从无规律收缩逐渐变成规律宫缩,子宫肌纤维强烈地收缩,以及宫腔内压骤增,产生神经冲动并向中枢传导而产生剧烈疼痛。经用特定的疼痛测量评价(如数字分级评分法),绝大多数产妇疼痛的评分达到了 10 分(疼痛的极点)。

开始进行分娩镇痛的时机要看产妇的需求,但前提是开始临产。只要在临产开始之后,产妇有镇痛需求,没有禁忌证的情况下,就可以启动分娩镇痛。分娩镇痛是由富有经验的麻醉科医师在无菌的状态下,经产妇的腰椎间隙进行穿刺,将低剂量局麻药或镇痛药加入椎管内产生镇痛作用。实施分娩镇痛的先决条件是要保证母亲与胎儿的安全。分娩镇痛同常规剖宫产的麻醉操作方式一样,但用药量却要少得多,通过胎盘的药量微乎其微,所以无痛分娩不会伤害胎儿。分娩镇痛会持续到孩子出生。麻醉科医师可根据产妇产程的长短,将注射药量调控到满足最长的产程要求,保证产妇完全有效而且足够长时间的镇痛。

分娩镇痛不会增加剖宫产概率。自然分娩是否改成剖宫产,与是否进行分娩镇痛没有必然的联系,取决于胎儿的头盆是否相称,是否存在异常方位,脐带绕颈和胎儿宫内窘迫等产科因素,有些因素只能在分娩过程中逐渐显现出来。在分娩镇痛过程中如需进行剖宫产,产妇可及时进入手术室实施手术,大部分产妇可免去再次椎管内穿刺的过程,省去手术前准备时间。

硬膜外分娩镇痛总体来说是安全有效的。个别产妇产后可出现一过性的神经功能障碍,但其多为产科相关的产后神经损伤并发症。常见的神经损伤有:腰骶干损伤,多因在骶翼处胎儿头部压迫腰骶干引起;腓总神经麻痹,多因产时截石位摆放不佳,腓总神经受腓骨头压迫所致;感觉异常性骨痛,多因截石位或行某些手法时髋关节屈曲时间过长;股神经麻痹,多因胎头压迫或手术牵拉所致;闭孔神经麻痹,多因闭孔神经受压所致。分娩镇痛相关的并发症有头疼、背痛、血压下降、胎心一过性减慢、恶心、瘙痒等。

有产妇这样形容无痛分娩:"无痛分娩是人类医学上最棒的发明!!! 打针之前感觉痛得像进了地狱,打针之后感觉立刻进入了天堂。"

(金建华　方　浩)

—— 专家简介 ——

方　浩

方浩,医学博士,主任医师,博士生导师。现任复旦大学附属中山医院闵行分院副院长兼麻醉科主任,擅长心胸麻醉及疑难危重患者的围手术期处理。

十八、麻醉科医师的"胸怀天下"

"胸怀"二字,让人想起海纳百川、有容乃大的气度,更有壁立千仞、无欲则刚的襟怀。各行各业都有胸怀天下的人,能以一技之长而利天下,也因为他们天高海阔的心境,往往能够使技艺出神入化,炉火纯青。

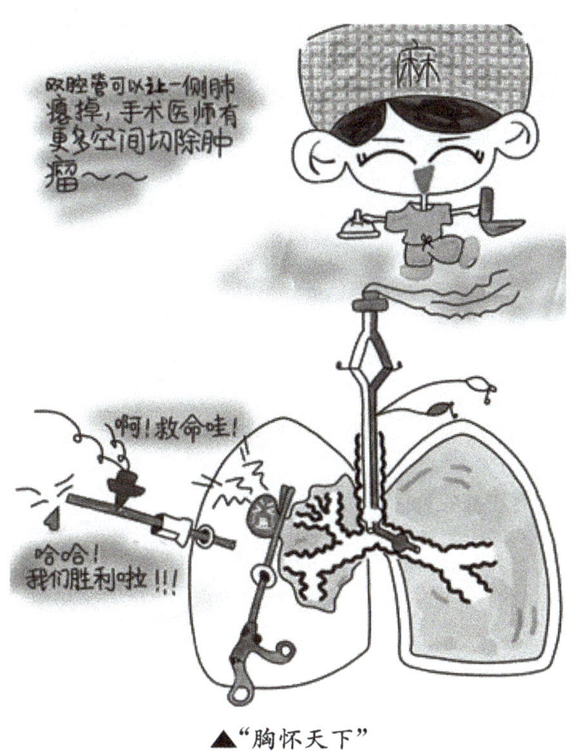

▲"胸怀天下"

而"胸怀"二字用在手术室里,可以诠释成根根肋骨撑起的胸腔,一呼一吸的肺叶,还有一刻也不能停止工作的心脏。说起胸腔手术,您的脑海里或许会浮现出开膛破胸的血淋淋场景,肺在不停地鼓啊鼓,心脏也咚咚地跳出了开胸口,外科医师在台上忙得满头大汗……而实际上,由于麻醉科医师的全程操作和管理,场景应该是平静而温和的。接下来将就目前最常见的肺部手术麻醉进行详尽解说，告诉您胸科手术中麻醉科医师是如何"胸怀天下"的。

无论是雾霾、抽烟还是遗传，或是心情抑郁、血脉淤结而致病，肺部出现了一个大小可测的病变组织，我们称它为病灶。因为这个病灶的存在，您可能会出现咳嗽、咯痰、咯血、呼吸困难、胸痛甚至发热等症状，这些症状的轻重和差异则是疾病的类型和程度的不同引起的。而手术的目的就是把这个病灶切除，以保证其余正常部位不会被牵连。

随着科技的迅速发展，现在的胸科手术已经不需要开膛破胸，只需要打几个洞进入胸腔，便可以采用长长的器械将病灶切除，既有利于术后患者康复，又可以缩短手术时间。当然这需要麻醉科医师实施良好的单肺通气，就是使得病灶侧的肺不进行通气，只通过另外一侧的肺通气，给外科医师提供安静和开阔的手术视野，保证手术顺利进行。当然，这一切的前提是患者处于麻醉状态，没有任何知觉和痛觉，似熟睡一般。

当患者进入手术室，麻醉科医师会给患者身上连接上很多线，让您瞬间想起科幻大片里面身上插满电线的机器人，而实际上，这是监测患者生命体征，保证患者整个手术期间生命安全的监护线。之后，麻醉科医师会在患者手臂上打一个静脉留置针，这里就是可以向静脉推进各种麻醉药物的通道。

当麻醉科医师将一个面罩放在您的口鼻前面，告诉您"深呼吸，慢慢吐气，想睡就可以睡觉啦"，这个时候麻醉就开始了，一阵困意袭来，您开始觉得飘飘欲仙，似入佳境……为了使您在手术过程中没有任何体动，我们会给予肌肉松弛药，使您的全身肌肉松弛下来，不会出现意外的动作影响到手术进程。此时您的呼吸肌也停止工作，麻醉科医师会娴熟地从口腔插入一根双腔管到气管。所谓双腔管，就是有两个通气腔，对应着左右两边的肺，这样就可以分别控制两侧肺的呼吸，实施良好的单肺通气。当然前提是双腔管的对位良好，麻醉科医师可以通过听诊器和气管镜来使得双腔管位置处于最佳状态。

控制呼吸是麻醉科医师的重头戏，术中时时刻刻关注患者呼吸情况，根据需要调整呼吸的大小和幅度，既保证患者氧合需要，也能达到最有利于手术的状态。在插管完成后，麻醉科医师会进行有创操作，即在手腕部穿刺动脉和在颈部穿刺静脉，分别置入留置管，以便动脉监测血压和静脉监测中心静脉压。这些穿刺是麻醉科医师的基本功，可以达到一针见血的境界，在遇到血管变异的患者，就使出杀手锏——超声探头，通过它发放超声波，然后采用类似潜艇"声呐"的技术将皮肤下的组织和血管回声转化成图像。动静脉压力监测直接或间接反映了患者整个身体的血液循环状况和心脏的跳动情况，有利于整个手术中的严密监测和管理。

以上麻醉准备完成后，患者需要侧卧位，即病灶侧肺朝上，方便手术医生操作。当然，此时患者处于麻醉状态，身上连满了各种监测线和管道，翻身的时候麻醉科医师会保证所有的线有序排列，不会压在患者身下，也不会掉下来，保证所有管道通畅，保证呼吸正常和两侧肺呼吸良好，可以随时采取单肺通气，同时保证患者头部和脊柱呈一条直线，处于舒适的位置。之后手术就可以开始了。

不要以为患者是赤身裸体地摆在手术台上，在手术部位严格消毒后，外科医生会在患者身上铺上好多层手术单，麻醉科医师会采用充气温毯为患者保温。暖暖的风会从脚部吹向头端，输入的所有液体也是经过保温处理的，身上连接的线也包括温度监测，所以大可不必担心感冒的风险。

手术过程中，麻醉科医师需要随时应对来自外科或患者的各种突发情况，例如术中低氧，跌宕起伏的血压，外科出血……实时发现问题，迅速解决问题，保证患者生命体征平稳安全。当手术接近结束的时候，麻醉科医师会停止给予麻醉药物，患者会在预期的时间内苏醒，拔掉双腔管，恢复自己的呼吸。那感觉应该会觉得恍如隔世，一觉醒来，手术结束了。此时在麻醉科医师的提示下，重新来几次好好的深呼吸吧。

每一位麻醉科医师，都是每台成功手术的幕后英雄。正如一首诗中所说的"掌声不属于您，鲜花不属于您，赞美和荣耀都不属于您，可您让我感受安全。就像绿叶随风摇曳，抚慰着我的镇定与安宁，是您在我最恐惧时让我无所畏惧，是您在我受痛苦前让我安心地睡，是您在我最无助时让我微笑面对……"

麻醉科医师，就是这样一群人，胸怀着爱和责任，胸怀着天下。

（李德媛　吴镜湘）

—— 专家简介 ——

吴镜湘

吴镜湘，副教授，副主任医师，硕士生导师，上海交通大学附属胸科医院麻醉科副主任。擅长心胸麻醉及疼痛管理。

十九、"脑洞大开"的手术与麻醉

人们都说"大脑是人体的司令部"。的确,这位司令长官掌控我们身体各个系统的器官,极具权威,它让您的身体往东身体就不敢往西。当身体不受大脑控制时就会出现大问题了,需要到医院看神经内科及神经外科(脑外科)医师了。它还掌控您的情绪,"喜、怒、哀、惧、爱、恶、欲"都与之息息相关。同样的,如果大脑对情绪控制出了问题,就需要去看心理医师。大脑还特别娇贵,如果大脑缺血缺氧超过4分钟就会造成严重的后果,出现所谓"植物人",这也是为什么我们要强调对发生心脑血管意外或是溺水、窒息的人在这"黄金4分钟"内开始抢救。这需要现场目击者打"120"电话后立即进行快速有效的措施,还可以就近拿到自动除颤仪,不然等到急救医师来到时"黄花菜都凉了"。

正因为大脑如此重要,对普通人来说,想象一下躺在手术台上的患者做打开颅骨的脑部手术,这无疑就是"脑洞大开"的事。而对于脑外科医师与麻醉科医师来说,这却是司空见惯的事。那么我们是怎样在司空见惯中体现出专业的水准呢?

在麻醉前我们会了解患者手术前的状况,仔细询问病史,进行一些必要的体格检查,查看一些辅助检查的报告。目的是了解患者有何种脑外科疾病,如颅内肿瘤、颅脑外伤、脑血管疾病(颅内动脉瘤、血管畸形)、头皮及颅骨疾病、颅内感染性疾病及功能性疾病(癫痫、三叉神经痛)等,针对不同疾病进行评估。以颅内肿瘤为例,我们会在CT、磁共振成像片子上看看肿瘤部位、大小、与周围重要结构的关系、是否有脑水肿和颅内压升高。

然后,我们根据不同手术及患者的特点制订详细的麻醉计划。选择合适的麻醉方法及麻醉药物,既能保证患者迅速进入麻醉状态并且维持人体内环境的稳定,又能在手术结束后快速苏醒,使得脑外科医师能够评价手术效果及患者的神经功能状况。在这些麻醉方法中有一种非常特殊的技术,我们称之为"术中唤醒"。顾名思义,就是在麻醉手术过程中,在进行某一项重要的手术操作前把患者从麻醉状态中唤醒,让患者配合手术医生看图说词、听音说话、交流对话或是采用神经电生理监测方法以达到尽可能保留患者神经功能的目的。这项技术多用于功能神经外科手术及脑功能区占位灶的切除术,难度大、风险高,对脑外科医师与麻醉科医师都是极大的挑战，当然更需要患者的配合。

在麻醉手术中，麻醉科医师时时刻刻监护着患者的生命体征并保障患者的安全。而脑外科手术的特殊性要求我们为外科医师提供良好的手术条件，即所谓的一个"松弛"的脑。那么怎么样才能让脑"松弛"呢？这就涉及贯穿脑外科麻醉管理整个过程的一个重要指标——颅内压。娇嫩的脑组织需要呵护，所以进化给予了大脑层层保护——最内一层的软脑膜像细纱笼罩着大脑，其外一层硬脑膜仿佛是战袍裹着它们，脑脊液恰似液体衬垫可以缓冲震荡等伤害，而最外层的颅骨则像厚厚的铠甲保护着大脑这位重要的司令官。坚硬的颅骨保护着颅腔内的脑组织，这些脑组织对颅骨产生的压力叫做"颅内压"。脑外科手术中如果颅内压升高，脑组织会从已经打开的颅骨骨窗中膨出，影响手术医师的操作，严重时甚至造成脑组织缺血或因牵拉撕裂脑膜上的血管而造成出血。而麻醉科医师通常能够通过控制患者的呼吸、抬高患者头部位置、使用药物等来有效地控制颅内压。

为了让患者的"脑洞"越开越小，脑外科医师、麻醉科医师不得不让自己"脑洞大开"地去不断探索大脑的奥秘、不断发明创造先进的手术技术及麻醉方法。例如，采用微创内镜经鼻或口的手术方法切除颅内肿瘤，或是运用血管内介入的方法对脑血管疾病患者进行微创治疗，从而减少创伤并且最大限度地保留患者的脑功能。

（王海莲）

—— 专家简介 ——

王海莲

王海莲，医学博士，复旦大学附属华山医院麻醉科副主任医师，国际脑血流代谢功能学会会员。临床专长为神经外科麻醉、胸外科麻醉、移植外科麻醉以及外周神经阻滞技术。

二十、泌尿科麻醉：通畅＝舒畅

中老年男性随着年龄的增加，有很多人发现自己小便越来越费力，次数越来越多，尿流很细，射程也很近，严重的可以出现解解停停、滴滴答答、淋漓不尽，甚至无法排出尿液，什么时候能够像青年人一样痛痛快快、酣畅淋漓的方便成了许多中老年男性的心愿。这些都是前列腺增生惹的祸，您可能需要在全身麻醉或椎管内麻醉下进行一次前列腺手术（膀胱镜下前列腺电切术或剜除术）。

除良性前列腺增生外，其他良恶性肿瘤（如肾癌、膀胱癌、前列腺癌、嗜铬细胞瘤等肾上腺占位等）也是泌尿系统常见疾病。传统开腹肾癌根治术或腔镜下肾癌根治术一般都选择全身麻醉，手术操作可能损伤胸膜导致气胸，损伤肾动静脉或下腔静脉导致大出血，肾癌癌栓脱落造成肺栓塞等严重并发症。膀胱癌早期可以在椎管内麻醉或全麻下进行膀胱镜下膀胱癌电切术。对于膀胱肿瘤范围较大，分散的多发性，不宜做局部切除者；肿瘤位于膀胱三角区附近；或者位于膀胱颈部的浸润性肿瘤，均应采用根治性全膀胱切除术，此类手术范围大，时间比较长，出血可能比较多，一般也选择全身麻醉完成手术。嗜铬细胞瘤是一类非常特殊的肿瘤，来源于肾上腺嗜铬细胞，肿瘤阵发或持续性分泌过量的儿茶酚胺（CA，主要是去甲肾上腺素和/或肾上腺素）等激素，表现阵发性或持续性严重高血压与代谢紊乱症候群，长期高血压可以致严重的心、脑、肾损害或出现危及生命的突发严重高血压危象，麻醉手术期间主要危险是血流动力学的剧烈波动，在全麻诱导、气管插管、体位改变、手术探查、分离肿瘤时血压可能出现升高，甚至出现高血压危象，此时要给予酚妥拉明等降血压药物，必要时给予艾司洛尔降心率，在肿瘤血管结扎后，或肿瘤切除后，体内内源性儿茶酚胺大幅下降，周围血管张力减弱，再加上血容量不足和麻醉的影响，此时可出现严重低血压，需要扩充血容量，必要时用去甲肾上腺素升压。所以嗜铬细胞瘤手术前要准确地定性定位诊断，充分地进行降压、扩容等术前准备，术中进行精确的麻醉管理，术后进行严密心电监护，才能保证患者安全。对没有任何准备、术中意外发现的嗜铬细胞瘤患者麻醉风险极大，患者死亡率高。

泌尿系统结石（肾结石、输尿管结石、膀胱结石等）也是泌尿外科常见疾病，可发生在任何年龄，其发病年龄高峰在 25～50 岁，有些人可以没有症状，有时表现为腰部胀痛，严重的表现为血尿、肾绞痛等症状，甚至引发尿路梗阻和肾积水，最终可导致肾后性肾功能衰竭。手术方法可以是传统的肾盂或输尿管切开取石术、经皮肾镜碎石术、膀胱镜或输尿管镜下激光碎石术等，根据手术或患者的需要，可以选择全身麻醉或椎管内麻醉。

包茎、隐睾、鞘膜积液等多发生在小男孩，一般在基础麻醉下完成手术，麻醉科医师需要熟悉小儿的心理、生理、麻醉药理等相关知识，配备专门的麻醉设备。

（吴贵龙）

—— 专家简介 ——

吴贵龙

吴贵龙，医学硕士，复旦大学附属第五人民医院麻醉科副主任医师。擅长常见临床麻醉，精通联合节约用血术，专注老年患者的麻醉、小儿麻醉和夹杂症多的疑难危重患者的麻醉。

二十一、生命不能承受之重——肥胖与麻醉

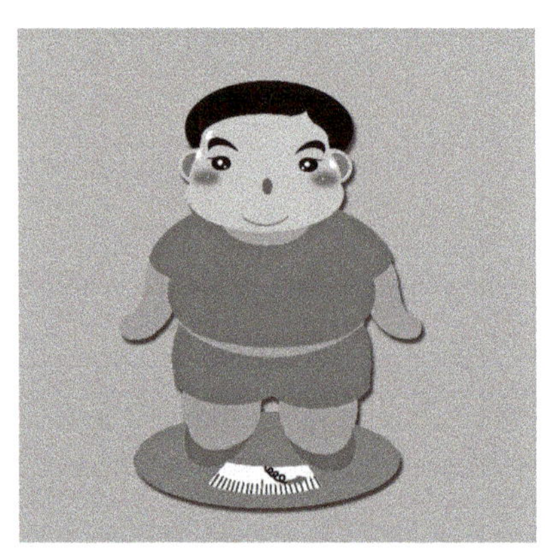

▲肥胖与麻醉

关于肥胖,先要了解一个概念:体重指数(BMI),这是目前使用最广泛的肥胖诊断标准。

根据世界卫生组织的诊断标准,BMI 为 25～29.9 是超重,BMI 为 30～34.9 是肥胖,BMI 为 35～49.9 是病态肥胖,BMI 为 50 及以上是超级病态肥胖。

基于亚洲人和白人的人种区别,中国对肥胖诊断标准做了修正:BMI 为 24～27.9 是超重,BMI 为 28 以上是肥胖。

腰围是预测内脏脂肪堆积程度的有力指标。男性腰围超过 90 厘米,女性超过 80 厘米(国内标准)也是预测肥胖相关并发症的重要指标。

好害怕知道,可又想知道:肥胖相关并发症都有哪些呢?

肥胖本身可以导致通气功能受损。胸部及腹部脂肪组织的堆积对胸廓和膈肌产生机械压迫,导致呼吸系统顺应性下降。简单讲就是,吸气时您的肺泡鼓起来了却不能很好地瘪回去。这可不是啥好事! 一天两天瘪不回去问题尚且不大,一年两年、八年十年地瘪不回去您试试?

肥胖导致头颈部脂肪堆积,口咽部软组织增生,肌肉松弛等因素导致上气管尤其是咽腔部位狭窄,发生阻塞性睡眠呼吸暂停、低通气综合征以及困难气道的风险明显高于非肥胖者。

什么叫阻塞性睡眠呼吸暂停(OSA)?

这是由于咽腔狭窄或塌陷导致患者反复发生睡眠时呼吸暂停或低通气的一种临床综合征,患者表现为睡眠低通气或呼吸暂停,血氧饱和度降低,打鼾,日间困倦嗜睡,实验室检查示低氧血症、高二氧化碳血症。

如果日常有以上症状持续存在或频繁发生,要警惕了! 持续的、慢性的低氧

血症不会一下子要了您的命，但是请记住，它可是个"隐形杀手"啊！

肥胖患者中，OSA 的发生率可高达 75％，而且随着 BMI 的增加而升高。这可不是危言耸听哦！低通气综合征是肥胖患者(BMI>30)合并清醒时动脉高二氧化碳血症($PaCO_2$)>45 毫米汞柱，且除外其他已知的导致低通气的原因。目前较为公认的观点是：严重 OSA 患者由于长期存在夜间低氧血症和高二氧化碳血症，呼吸中枢对高二氧化碳血症的敏感性逐渐降低，呼吸的驱动最终只能依赖于低氧血症，从而导致 Ⅱ 型呼吸衰竭，严重者甚至出现肥胖通气低下综合征(OHS)：患者表现为肥胖，重度嗜睡，低氧血症，高二氧化碳血症，右心衰竭，红细胞增多症。

低通气综合征的发生率也与患者的肥胖程度成正相关。BMI 超过 35 时，低通气综合征的发生率大约为 31％；而 BMI 超过 50 时，OHS 的发生率达 50％以上！

肥胖患者呼吸系统的病理生理改变导致其呼吸储备功能随 BMI 的增加而下降，然而氧耗量和二氧化碳的产生量却随着 BMI 的增加而增加。因此，围手术期出现低氧血症和高二氧化碳血症的风险明显升高。

如果说以上情况普通临床医师都有可能面临，那接下去这个并发症再没有哪个专业比麻醉科医师更直接、更权威地去面对了。

这就是——困难气道！

肥胖患者面罩通气困难和插管困难的发生率可能远远高于非肥胖患者！有文献报道肥胖患者困难插管的发生率高达 13％。其中术前 OSA，颈围超过 43 厘米和马氏分级在 Ⅲ 级以上，是预测肥胖患者困难气道的独立敏感指标。单纯 BMI 并不是预测困难气道的有效指标。

除此之外，肥胖患者的麻醉难度和风险增大，会给全麻气管插管、穿刺带来一系列困难。颈围 60 厘米的患者插管困难的概率高达 35％。此外，肥胖患者多还伴随心脑血管、肺部、内分泌、胃肠道等多种合并症，涉及术中麻醉用药、术中监测、术后管理等都是一种挑战。让麻醉科医师来见招拆招、保驾护航吧！

麻醉科医师术前会对肥胖患者的呼吸功能进行全面的评估，同时对于所有病态肥胖患者有必要进行 OSA 筛查，择期手术患者术前详细了解有无合并症，如高血压、冠心病及糖尿病等，如有重要脏器功能明显异常，术前要予以纠治。

肥胖患者机体脂肪含量增多，麻醉科医师会根据实际情况掌控用药剂量。

肥胖患者脊椎标志不清，一定要努力配合摆好体位，努力把腰弓成一个"大虾米"。全麻诱导可因颈项粗短、声门裂不易显露而使气管内插管困难，麻醉科医师会做好必要的困难气道处理预案。

无论选用何种麻醉方式，都要保证气道的通畅，保证充分的供氧。肥胖患者肝内有大量脂肪浸润，容易造成肝损害的药物尽量不用。

告知患者围手术期呼吸系统相关并发症的发生风险。包括清醒插管，术后拔管延迟，呼吸机辅助呼吸，甚至气管切开的可能性等。告诉患者这些不是为了吓唬患者，更不是为了推卸责任，而是需要患者给予足够的理解、信任和配合。

评估可能同时存在插管困难和通气困难的患者，根据情况采用合适的困难气道设备，比如插管探条、可视插管导芯或视频喉镜等进行插管，做好气管管理预案，有备无患。

全麻术后不宜过早拔除气管内导管，应维持充分通气，直至呼吸功能完全恢复。

近几年迅速发展的超声可视化技术已成为麻醉科医师手中的利器。通过发展超声可视化技术，中心静脉穿刺、外周神经阻滞等有创操作的困难发生率和风险程度得到了前所未有的有效控制。

（唐　冰　王颖林）

— 专家简介 —

王颖林

王颖林，医学博士，主任医师，教授，同济大学附属东方医院麻醉科主任。擅长危急重症患者的麻醉及围手术期处理，精通舒适化医疗的相关保障技术，熟悉常见急慢性疼痛的诊疗。

二十二、无痛内镜麻醉：忍无可忍，无需再忍

日常看病，胃镜或肠镜检查对于不少患者来说是必不可少的。但是，凡做过胃肠镜检查的人或多或少都会留下一些让人痛苦难忘的记忆。时下，一种由麻醉科医师与内镜医师一起实施的无痛内镜检查新技术，让许多恐惧检查的患者可以轻轻松松地完成内镜检查了。

无痛内镜检查其实就是在麻醉状态下进行内镜检查治疗，即由麻醉科医师根据检查要求及患者情况选择麻醉方式，进行生命体征监测，并给予静脉麻醉药物以消除患者紧张的情绪，使内镜检查在安全、无痛苦、低应激、无不良记忆下进行。患者往往对检查中的不适没有什么印象，反而觉得像喝了一点酒一样，睡得特别香。

对于内镜检查医师来说，因为有了麻醉科医师的保驾护航，就可以从容、仔细、彻底地进行诊疗操作，对病灶的观察也更加从容、清楚，使患者在安全、舒适的医疗环境下顺利度过检查期。因此，该技术一经问世便得到了广大胃肠病患者及内镜医生的欢迎。

但由于实施无痛内镜对麻醉镇痛技术要求较高，必须有麻醉科医师全程参与，具备检查前后的准备室、恢复室，检查时间延长，费用增加。另外，为了预防并发症的发生，必须了解病史和进行体格检查，常见的风险因素主要有：年龄过大、过小，严重脏器功能障碍，妊娠，肥胖，吸毒，酗酒，高度不合作，有麻醉反应史，药物过敏史以及内镜操作时间长短。因此，不大可能对所有患者均施行无痛内镜。

无痛内镜的就诊流程一般为预约、术前访视（患者筛选及适应证、麻醉前体检、实验室基本检查、复习病史、签署同意书）、麻醉下内镜检查、患者在麻醉恢复室里苏醒 4 个部分。就诊时，患者要注意以下事项。

（1）空腹进行胃肠镜检查，检查前晚 10 点以后禁食，检查前 4 小时不宜饮水或喝饮料。

（2）穿宽松、方便、易松解的衣裤，不要携带贵重物品；戴有活动假牙的患者，要取下假牙。

（3）不要佩戴首饰、手表，女士不要涂口红、指甲油。

（4）检查时需有亲友陪伴，个别有特殊病情的患者可能需要留院观察。

（5）检查后 24 小时内不要喝酒、开车、操作机械及签署法律文件。

（6）检查前需与麻醉科医师联系并签署麻醉同意书。

（陈前波　陆智杰）

— 专家简介 —

陆智杰

陆智杰，副教授，副主任医师，硕士生导师。海军军医大学附属东方肝胆外科医院麻醉科主任。擅长肝胆疾病患者麻醉及围手术期处理。

二十三、3D 腹腔镜手术有故事

三维(3D),是近来颇为时尚的名词,一旦与它挂上钩,似乎就与现代科技搭上边,比如 3D 打印。当然,3D 腹腔镜手术也是现代医学新进展的亮点。

众所周知,腹腔镜手术是目前相当成熟的微创手术,不仅仅是切除胆囊,切除结肠肿瘤、肾肿瘤等大手术也有腹腔镜显身手的地方。推而广之,胸腔镜手术切除肺部肿瘤也有声有色地开展起来。现在,加上一个 3D,不光是名词的创新,更是技术的提高。

相比其他已经普及的腹腔镜手术,3D 手术多了一条硬臂膀来固定 3D 摄像头。3D 本来就是给人们带来立体效果,创造动感世界,如果 3D 摄像头不稳定,那立体变得摇晃,动感带有地震,容易让人心惊肉跳,时间长了也容易眼花缭乱。坐着看两小时左右的 3D 电影也有点视觉疲劳,更何况站着做几个小时的手术,术中不仅要有非常清新的头脑、非常准确的手势,而且要保持特别敏捷的反应,3D 画面不稳定真不行。

微创手术并不意味着麻醉可以微量麻醉,或者来个 1/2 的全身麻醉,至少目前的医学还不能完全以似醉似醒的麻醉来维持微创手术。相反,微创手术比普通手术的麻醉要求更高,不仅要维持患者在手术期间血液动力学平稳,而且要保证患者在手术台上肌肉松弛,身体不动。因而,给患者上的是不折不扣的全身麻醉,开放好患者静脉通路后,依次静脉推注依托咪酯脂肪乳注射液、维库溴铵、苏芬太尼和丙泊酚,待患者进入全麻状态后,进行气管插管。待麻醉诱导完成后,接着就是给患者消毒、铺巾,调整 3D 设备。

手术医师依然在患者体表切三个小切口,其中一个就是放置 3D 摄像头。待摄像头探入腹腔后,在监视器上呈现的就是立体画面,要观察清楚就必须像观看 3D 电影一样戴上 3D 眼镜。不过,在手术室乍一看那些平时文化气息很浓的医师、护士清一色戴上宽大"墨镜"的奇特情形,让人们容易误以为什么"钢铁侠"在太空为患者手术。尤其是他们在黑漆漆的手术房间,穿上蓝蓝的手术衣,戴着"墨镜"一起猛回头,这形象酷似美国大片的总统保镖,这一刻似乎不在救死扶伤,而是在捍卫神圣的国家尊严。

当然,躺在手术台上的患者此时什么都不知道。麻醉科医师开始忙忙碌碌,要看清监视屏的手术进展，就需要摆出一副酷姿态，戴上"墨镜"，否则就是在看有叠影的手术画面；要看清麻醉监视仪的数据，最好摘下那副昂贵的"手术墨镜"，即使您已经对它爱不释手，也要不得不"忍痛割爱"。亏得现在麻醉单记录已经全部在电脑上操作，如果像以前那样，全部用笔书写，那非得放置一个小台灯不可，不然难以书写准确。

3D手术自然有它的绝佳之处，那就是显示画面的层次感。以往的腹腔镜手术，显示屏上看到的都是二维画面，尽管非常清晰，但没有层次感。特别是结扎血管时，看二维的平面，一针下去全凭经验；三维的画面有纵深感，圆圆的血管清清楚楚，一针下去明明白白。

（曹钟强）

二十四、解读"达·芬奇密码"——机器人手术的麻醉

达·芬奇是意大利文艺复兴时期著名的艺术家和多领域的博物学家，他的杰作《蒙娜丽莎》《最后的晚餐》更是家喻户晓的珍宝。然而，鲜有人知道他也是世界上第一台机器人的发明者。1495 年，达·芬奇设计了颇具机器人雏形的仿人型机械。他赋予了这个机器人木头、皮革和金属的外壳，同时又拥有绝妙的驱动系统，使得机器人的胳膊可以挥舞，可以坐或站立，头部可以转动，甚至下颌能够开合并发出声音。

直到 20 世纪 60 年代，人类才制造出真正意义上的机器人。但是让机器人进入医疗领域，特别是利用机器人替代医师实施外科手术，曾一度被认为是遥远乃至于冒险的想法。然而，机器人实施外科手术最终成为了现实。1999 年 1 月 9 日，美国直觉外科公司发布了全球首套可以在腹腔手术中使用的外科手术机器人系统，并以"达·芬奇"命名。此后，达·芬奇机器人系统不断更新和完善，现已升级至第四代。

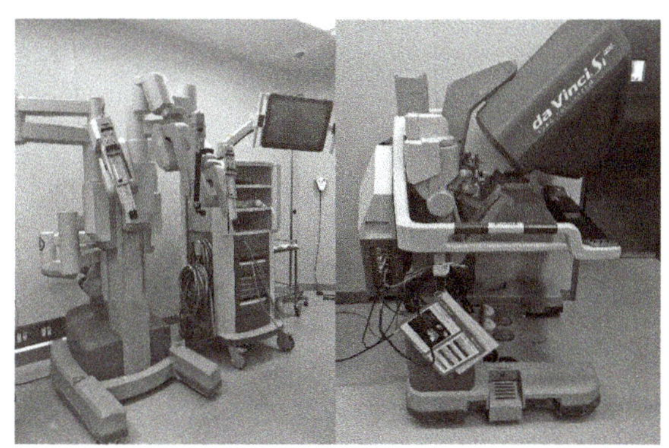

▲达·芬奇手术机器人

达·芬奇机器人不同于普通的人形机器人。它身高近 1.8 米，拥有三头四臂。所谓三头四臂，是指它拥有 3 个操作平台及 4 只机器手臂。手术医师通过主控平台观察术野并发出指令，机器人和手术器械组成的移动平台在患者身边，

4 个操作臂与患者的身体"亲密接触",按手术医师的指令行事.还有一个摄像平台,是一部高大的视频车,负责将手术视野放大并三维成像,在手术室内的多个屏幕上做"现场直播"。由于达·芬奇手术机器人可以帮助微创外科医师以更高的精度和更少的误差进行手术操作,还可以远程手术,目前已被广泛应用于肝胆、泌尿、妇科,心胸、胃肠等多种外科手术,大有成为微创外科手术主流的趋势。

　　手术机器人的出现给外科领域带来了巨大的转变,也对外科手术治疗团队的合作能力提出了更高的要求。一台精细的机器人手术得以安全又顺利地完成,需要主刀医师和麻醉科医师的默契配合。由于机器人占据了大部分的手术区域,麻醉科医师时常无法近距离地靠近患者,只能在有限工作空间里密切观察患者的情况,高度警觉地随时准备处理各种突发状况。整个手术过程中,麻醉科医师始终维持患者处于全身麻醉状态,保证他们的身体处于绝对的麻痹和静止状态,不然可能会造成重要脏器或血管的损伤。为了创造良好的手术操作视野和条件,手术会在人工气腹(使用二氧化碳气体将腹腔内的空间撑开)和某些特殊体位下(比如极度的头低脚高倾斜位)进行,这将不同程度地导致患者的生理功能出现紊乱,有时甚至是器官功能的不可逆性损伤,尤其是合并严重心、肺和脑部疾病的患者可能无法耐受。机器人手术属微创手术,它引起的术后疼痛程度远低于开腹手术。但在泌尿外科、妇产科等某些机器人术后的患者中,也会出现较大程度的术后疼痛(来源于内脏疼痛而不是手术创面),特别是术后第一个24 小时,故充分的术后镇痛仍非常重要。

（凌晓敏　仓　静）

── 专家简介 ──

仓　静

　　仓静,主任医师,博士生导师。复旦大学附属中山医院麻醉科主任、疼痛科主任。长期从事临床麻醉工作,具有丰富的临床经验。

二十五、"心"路历程——上海心脏手术麻醉的变迁

1953 年，上海第二医学院（现上海交通大学医学院）附属仁济医院李杏芳教授在国内率先开展了二尖瓣分离术的麻醉。19 世纪 50 年代后期，上海市胸科医院顾恺时教授等研制并在临床应用了国内第一台鼓泡式人工心肺机（在心脏手术期间代替心、肺工作的机器），当时兼任胸科医院麻醉科主任的是中国麻醉事业的开创者之一——上海市第一医学院（复旦大学上海医学院）附属中山医院（复旦大学附属中山

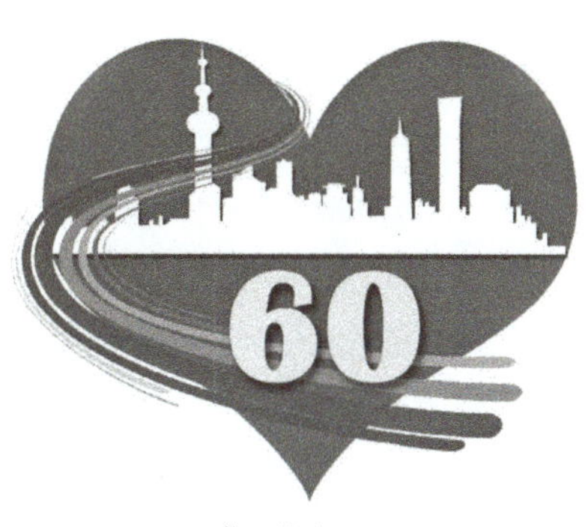

▲"心"路历程

医院）的吴珏教授。1965 年，第二军医大学（海军军医大学）附属长海医院的蔡用之教授用自行研制的国产球瓣（替换已经损坏的心脏内的瓣膜，该患者术后存活了 30 多年），当时负责麻醉的是王景阳教授。1978 年，李杏芳教授又在上海第二医学院附属瑞金医院实施了国内第一例心脏移植手术的麻醉。自 20 世纪 60 年代起，上海第二医学院附属新华医院在金熊元及后任鲍泽民、马家骏、陈煜等教授的努力下，在小儿心脏麻醉领域始终独具特色，为今天上海交通大学医学院附属新华医院、上海市儿童医学中心的发展奠定了良好的基础。20 世纪 70 年代，针刺麻醉在国内盛行，上海第二医学院附属仁济医院的孙大金教授、胸科医院的金定炼教授均将针刺麻醉成功用于心脏手术。此后，孙大金、杭燕南教授始终关注并活跃于心脏手术麻醉的前沿。1989 年，第二军医大学（海军军医大学）附属长海医院的于布为教授在国内率先将漂浮导管用于心脏手术麻醉的监测。随着改革开放、新技术的引进，上海市心脏手术的安全性大大提高，一批心脏手术麻醉科医师迅速成长，目前活跃于上海心脏手术麻醉的医师主要有姜帧、徐美英、罗红、郭克芳、张富军、董榕、朱文忠、张马忠、王炫、沈赛娥等。

心血管手术无论是对外科还是麻醉的技术要求都很高，因此上海市各家医院对于心脏手术的麻醉安全都非常重视，用于心脏手术麻醉的医疗设备往往是

最为先进、可靠的;在人员配置上往往也多考虑勤奋敬业、业务精良的专业人员。上海市的心脏麻醉管理规范,从业人员不仅严格按照规范、标准作业规程实施每一例麻醉,而且不断追求质量的优化。从大剂量芬太尼到中、小剂量阿片类药物静、吸复合麻醉,右美托咪定辅助心脏手术麻醉,是"快通道心脏麻醉"及"加速康复技术"等新技术在心脏麻醉领域应用的典范。有创监测正向微创监测发展,其他如重视脏器保护、内环境的即时检测和分析、麻醉记录的电子信息化、经食管超声心动图(TEE)监测的普及等。到 2012 年,上海市心血管手术的围手术期总病死率已经低于 5％,近十余年来上海市完成的心脏手术麻醉数量及质量均在全国前列,且无麻醉相关的严重并发症和投诉。这些事实表明,上海市麻醉科医师所做的工作非常精细,知识更新很快,同时令患者满意。

麻醉方法和管理上的变迁与社会的进步、经济的发展密不可分,尤其是改革开放后的 30 年来,药物、仪器设备上的改变与时俱进,麻醉人员的组成在结构上和知识层面上均有很大的进步。从乙醚吸入麻醉到现在丙泊酚或依托咪酯静脉麻醉复合异氟烷、七氟烷或地氟烷吸入麻醉;从大剂量阿片类麻醉到中、小剂量麻醉;从浅麻醉(潜在术中知晓和不良刺激引起心搏骤停的风险)到深麻醉(术后认知功能改变、潜在病死率增加等风险的可能),到现今的适宜麻醉深度维持,更加强调脑组织灌注和麻醉深度的监测。从无微量静脉注射泵时代,到微量静脉注射泵的广泛应用;从经验医学到循证医学,到今天实施的个体化精准医疗。心脏手术麻醉技术上的进步,使心脏手术的适应证不断扩大,上海的区域优势和学术地位也决定了危重疑难病症不断增加。微创化技术的发展,要求麻醉方式有利于快速周转;而麻醉技术的提高,又为机器人辅助下心脏手术、杂交手术的开展奠定了基础且在近年来迅猛发展。

尽管心脏术中有创监测仍占主导,但是血液动力学监测微创化趋势明显,尤其是心脏麻醉已经进入超声时代。经食管超声技术用于心脏手术中的麻醉监测,不仅能让麻醉科医师实时观察到心脏的结构、功能,对血容量多寡的判断也更为精准,还可直接观察到心脏疾病治疗的效果,为手术方案提供依据。麻醉深度监测、脑氧饱和度监测在心脏手术中的应用对于维持适宜的麻醉深度,及时发现并处理大血管术中脑氧供需失衡有重要意义。血栓弹力图等凝血与血小板功能监测为心脏手术合理应用促凝治疗提供了依据。

心脏麻醉相关的科研工作在近年也有较大的发展,以临床问题为导向的科研工作如对心、脑等重要脏器的保护及麻醉中合理用药等,有力地促进了临床麻醉技术的提高。

教学上,从师傅带徒弟式的传承教学模式,转变为以住院医师和专科医师规范化培训的现代教学模式，上海市心胸麻醉医师团队已经培养研究生、进修生逾百人。麻醉可视化技术的发展和麻醉信息系统的应用为教学提供了便利。意外事件报告制度及医学会、医师学会等各种学术交流促进了医疗、教学水平的提高。此外，上海多年来开展的援疆、援藏、援滇工作，为当地培养了一批心脏麻醉骨干医师。

（徐美英）

○ 摘编自《上海医学》2013 年第 12 期

—— 专家简介 ——

徐美英

徐美英，教授，主任医师，硕士生导师。现任上海交通大学附属胸科医院麻醉科主任。擅长心胸疑难危重患者的麻醉及围手术期处理。

二十六、没心没肺，谁来顶位——浅谈心脏麻醉与人工心肺机

心脏是一个强壮的、不知疲倦、努力工作的强力泵，心脏之于身体，如同发动机之于汽车。

心脏收缩时将充满氧气的动脉血泵至全身，舒张时将身体各个部位代谢消耗了氧气、产生了二氧化碳的静脉血回收心脏。能够将静脉血转化为动脉血的加工厂便是肺，一呼一吸之间吐故纳新，将二氧化碳排出，又吸入新鲜的氧气。因为人体一刻也不能缺氧，所以肺不能停止呼吸，心脏也不能停止跳动，必须一刻不停地输送氧气到全身。由于心肺工作密不可分，因此心脏出现毛病时，不仅会出现心慌胸痛，有时还会出现呼吸困难等症状。

值得一提的是，心脏与身体中的其他器官一样，自身也需要能量供给。于是，冠状动脉便从主动脉的起始部位分支出来，为心肌组织提供各种养分。如果把心脏比作一个大房间，心脏里有好多隔间，每个隔间之间都有"门"，房间之间有血流通过，这些"门"就是心脏的瓣膜，由于遗传、风湿、感染、创伤、年龄等因素，这些"门"可能会出现狭窄或者关闭不全。

由于心脏是身体的枢纽，心脏手术的麻醉也独具匠心。当患者进入手术室，麻醉科医师便要眼观六路，耳听八方。心脏病患者血压波动较大，因此麻醉科医师需要直接将导管插入患者的动脉中，以监测每一心跳的血压。当麻醉科医师将面罩放在患者口鼻上方说"吸气、呼气"，此时麻醉药注入静脉，患者很快便失去意识。为了方便医师进行手术，避免术中患者无意识体动造成的意外伤害，麻醉科医师会给患者用肌肉松弛药，此时患者全身肌肉松弛，呼吸也会停止，除了心脏还在自主跳动，为了满足机体氧气的需要，麻醉科医师会给患者插入气管导管，连接呼吸机，帮助肺进行呼吸。

手术中，外科医师用电锯正中锯开胸骨，鲜活跳动的心脏便会呈现在大家眼前。当然患者不必担心自己会被电锯震醒，因为麻醉科医师会让您"醉"得很安详，并应用足量的镇痛和镇静药物让您不会有任何不舒适的感觉和记忆。但是由于胸腔里心脏在"扑通、扑通"不停歇地跳动，肺也在一呼一吸地鼓动，想象不出外科医师将如何在如此不安静的视野下进行精密的外科操作，更不要说修复

心脏内部部件了，于是能够代替心脏和肺的体外循环机应运而生。

所谓体外循环机，便是一个"人工心肺"，就是可以代替心脏和肺功能的体外装置，外科医师要将回流入心脏的含二氧化碳的静脉血通过管道引流入"人工心肺"，在人工心肺中进行氧合，变成富含氧气的动脉血后再回输入大动脉，运往身体各处。这样一来，就可以让心脏暂时"歇工"，外科医师可以在静息的心脏上完成各种精细操作，由"人工心肺机"替代患者的心、肺来提供身体其他器官的供氧。由于血液绕过了心肺，在实施手术时也能避免大量出血。

但是"人工心肺"是体外装置，对于人体来说是异物，会激活人体的凝血系统，因此麻醉科医师会在外科医师建立体外管道前对患者进行肝素化，就是抗凝处理，使得患者的血液凝固不起来，此时启用体外循环可以防止患者血栓的形成。

手术过程中，外科医师和麻醉科医师要各尽其职。外科医师要全神贯注、专心致志于手术操作，不能再去为患者的血压、心跳、呼吸等分心，要根据患者的病情进行相应的手术。如果是心脏里面的"门"坏了，就进行修补或者换一个新门；如果是冠状动脉阻塞了，就要为快罢工的心脏添加一条新的通路（常称"搭桥"）。麻醉科医师则要关注患者的生命体征，为患者做好人工呼吸、调整好血压、做好心肌及其他脏器的保护。

当心脏手术操作结束后，要让已经停止的心脏重新平稳安全地跳回来，这是非常有讲究的。此时的心脏娇嫩脆弱，麻醉科医师必须谨慎用药，让心脏能够慢慢承受回入血及泵血的能力，逐渐脱离"体外循环"而独立担负起全身的供血。

如果患者自身心脏的跳动不够规律或者不平稳，外科医师会在心脏上安装起搏器，采用起搏心率，保证患者心脏的有效泵血。当然体外循环结束后，患者体内的肝素会被中和，使患者的凝血功能恢复，以方便后期外科止血，防止创面一直渗血不止。麻醉科医师会间断测量患者的凝血时间，以便调整拮抗肝素的鱼精蛋白的用药剂量。

从让一刻不停歇的心脏停下来，到手术结束使心脏安全平稳复跳，仿佛是在主宰生命，这份运筹帷幄，凝聚的是麻醉科医师的智慧和艺术。

（李德嫒　徐美英）

二十七、"三岁看到老"——全麻对儿童智力的影响

俗话说"三岁看老",意思是通过一个三岁儿童的行为举止便可以预测到这孩子将来会是一个什么样的人。这种说法有一定的科学道理。从儿童心理学角度来说,出生后至 3 岁左右是婴幼儿初次养成各种行为习惯的关键时期,这个时期学习、模仿能力最强,并且一旦养成什么习惯后很难改变,所以在这关键时期一定要培养孩子养成各种良好的习惯,使孩子终身受益。那么,这句俗语同样适用于全麻对儿童智力影响的推论吗?

随着医疗技术的发展和科技的进步,在全球每年有数百万的新生儿或儿童在外科手术和影像学检查中接受全身麻醉,每年小儿麻醉的数量非常巨大。目前,全身麻醉仍然是小儿手术的最常见麻醉方式。那么,全身麻醉会不会影响小儿的智力呢?伴随着社会竞争的日益加剧,几乎每个麻醉科医师在术前访视时都会面对家长的疑问:"上了全身麻醉会对孩子的智力产生影响吗?"特别是学龄期的家长们经常会问:"我的孩子马上就要参加考试了,手术和麻醉会影响孩子的学习成绩吗?"其实这个问题不仅仅是家长关心的问题,也是麻醉科医师一直关心的问题,更是世界的难题。自历史上全身麻醉药物初次应用于小儿的那天开始,就一直困扰着麻醉科医师。

过去几十年,许多麻醉科医师和科研人员对此进行了广泛的研究和讨论,在许多方面已经取得了很大的进展。在一项国外的研究中,对接受过全身麻醉的患儿进行跟踪随访至 16 岁,结果发现,在 4 岁以前接受过全身麻醉的患儿,他们的学习成绩相对较差,特别是接受过 3 次或 3 次以上麻醉的患儿,学习成绩低于其他患儿。最后的结论为:在 4 岁以前接受多次麻醉,可导致其在以后学习过程中的学习能力下降;在年龄小于 3 岁、接受 3 次以上麻醉、麻醉时间长于 3 小时的孩子,其在中学阶段的学习能力要明显低于未经历麻醉和手术的孩子。婴儿在接受短时间(小于 1 小时)全身麻醉的情况下,并不会影响其早期(2 岁时)的认知功能。

美国食品药品监督管理局(FDA)根据目前相关研究对小儿全身麻醉发布了一些指导意见:例如 3 岁以下儿童或在妊娠最后 3 个月的妇女中,重复应用或

　　长时间使用全身麻醉和镇静药物，可能会影响儿童的大脑发育。因此，对一些不会随着时间加重的择期手术，可以尽量推迟到 3 岁以后再做。当然，对一些可能危及生命的急诊和急救手术，往往保守治疗没用，拖得时间长了可能会影响生命，这种情况下应该尽快手术，毕竟手术的获益远远大于麻醉药对智力的影响。

　　经常也有家长会问："全身麻醉毕竟会影响到全身，有一定的风险，局麻对身体的影响更小，是不是用局麻就比较好呢？"随着目前麻醉技术的日趋成熟，手术和麻醉已经相对安全，有些家长担心用了麻醉药物之后对孩子的影响，而没有考虑到如果不用麻药，可能对孩子有更大的影响。孩子很可能因为小时候一次痛苦的经历，而一辈子对疼痛处于过度敏感状态，并且有过度的心理恐惧刺激。年幼的儿童在接受手术时，如果只是局部麻醉，不仅不会配合手术，亲眼目睹手术过程还会带来恐惧情绪，形成可怕的记忆。

　　回顾本文开头所提出的问题，上述研究结果的确部分应验了"三岁看到老"的俗语。因此，我们建议：有些手术可以在患儿 3 岁以后进行，那么建议将手术放在患儿 3 岁以后。针对手术时间比较长的手术，各方面配合加快速度，尽量避免长时间的麻醉和手术。另外，尽量避免患儿在短期内接受多次手术，以防长时间处于手术麻醉状态而引起的对患儿意识功能恢复的影响。

　　宝宝们的健康和快乐是家长们的心愿，也是麻醉科医师奋斗的目标！

（王英伟）

—— 专家简介 ——

王英伟

　　王英伟，医学博士、教授、博士生导师，复旦大学附属华山医院麻醉科主任，上海市医学会麻醉科专科分会候任主任委员。擅长疑难重危患者的麻醉处理，对小儿麻醉、移植外科、血管外科、神经外科和心胸外科麻醉具有丰富的临床经验。

二十八、大手术小麻醉，还是小手术大麻醉

经常在手术前访视时会遇到这样的患者，他们选择腹腔镜手术，并受"微创"概念的影响，认为麻醉也应该是影响轻微的小麻醉，一听说要上全身麻醉，马上表示不理解："我手术不是微创嘛，怎么也要全身麻醉啊？半身麻醉不可以吗？"有这样想法的患者在临床上不占少数，每次和他们沟通都需要耐心解释以下几个问题。

"微创手术"是小手术吗

当然不是！微创，除了手术切口明显减小，外科医师在腹腔或胸腔内的操作可一步都不能少。而且术中因为气腹、体位等因素，对患者循环、呼吸系统会造成不利的影响，这些因素都可能影响患者术中的心肺功能，因而是麻醉过程中不可忽视的问题。

为什么微创手术中要形成气腹

因为您选择了微创，外科医师不能划开您肚子了，只好在您肚子上开个口、装个摄像头，然后开个灯朝里面打点气，不然看不清楚哪里要动手术。

气腹影响严重吗

当然严重！肚子里操作空间越大，外科医生手术就越方便。但是您肚子里空气越多，压力就越大，往上顶您的肺，往下压您的腹腔大血管，呼吸循环都要受到影响。不过，不用担心，麻醉的过程，就是对您保护的过程，这些不利的影响，只有通过麻醉来缓解。因此，虽然您选择了微创手术，但上的麻醉可绝对不小。

半身麻醉≠1/2 的全身麻醉

很多患者总有个印象，认为上麻醉对身体不好，麻药用多了，脑子要坏掉了。所以他们印象中的麻醉方式，可能只有全身麻醉和半身麻醉，并且全身麻醉用的麻药比半身麻醉似乎要多一倍。

其实，麻醉学专业术语是没有"半身麻醉"一说的。普通患者所认为的半身麻醉，其实是我们为了便于和患者沟通，对"椎管内麻醉"概念的通俗表达。全身

麻醉和椎管内麻醉只是两种不同的麻醉方式，临床上针对不同的手术和患者不同的情况，我们会选择不同的麻醉方式，这两种麻醉方式之间不存在任何剂量的可比性。手术可以有大有小，而麻醉方式只有适合与不适合。

其实干了这么多年麻醉，我从来不觉得有小麻醉这种说法。手术范围可以有大有小，手术时间也可以有长有短，但是麻醉如果真的要按照程度来划分，可能也只有按照麻醉深度来分深麻醉和浅麻醉了吧。

门诊的无痛内镜检查和妇科手术，甚至手术室内一些体表肿块切除术，这类手术时间短，对麻醉深度的要求不高，我们往往采用一种叫静脉麻醉的麻醉方式。这算不算一种小麻醉呢？

先来明白下什么是静脉麻醉吧？静脉麻醉是麻醉药物经静脉注入，通过血液循环作用于中枢神经系统而产生全身麻醉的方法。也就是说，静脉麻醉其实是全身麻醉的一种，是针对这类短小手术而选用的麻醉方式。我们选用合适的药物，合适的剂量，让患者在手术时保留自主呼吸，在手术结束能快速苏醒过来。

静脉麻醉是看似简单其实对麻醉科医师要求很高的一种麻醉方式。首先，每个患者对麻醉药物的耐受程度个体差异性太大，人种、性别、年龄、体重等因素都会对麻醉效果产生影响，这就决定了我们在静脉推注麻醉药物时必须严密观察患者状况。太浅，不能达到手术要求；太深，患者容易循环呼吸抑制。要达到一个合适的度，绝非易事。第二，几乎没有任何一种静脉麻醉药能单一满足麻醉要求，即使再短小的手术，静脉麻醉的药物选用一般都在两个甚至两个以上。麻醉药物神奇的地方在于它可能会产生一加一大于二的协同作用，麻醉效果提升的同时，不良反应的发生率也提高了。因此，小手术上静脉麻醉，最后因为呼吸抑制、呕吐误吸等不良反应而演变为气管插管抢救的例子，在临床并不少见。静脉麻醉，绝对不是所谓的小麻醉，一不小心就会影响到患者的生命安全。

古人云：小中见大，大中见小，一为千万，千万为一。无论大手术还是小手术，身为麻醉科医师，我们选择麻醉方式永远都是基于两个原则，既要满足手术需要，也要保证患者安全。大麻醉还是小麻醉，都不重要，重要的是我们麻醉科医师的那份责任心。

（郎非非　顾卫东）

—— 专家简介 ——

顾卫东

顾卫东，主任医师，硕士生导师。现任复旦大学附属华东医院麻醉科副主任。擅长老年患者的麻醉和危重患者的抢救。

二十九、老人麻醉后怎么变傻了

少部分老年人手术后确实会"变傻",医学术语叫"术后认知功能障碍",表现为麻醉手术后患者出现记忆力、执行能力、定向力等功能障碍,同时还可伴有社会活动能力的减退。年龄越大、手术创伤越大、内科合并疾病越严重、术前认知功能越差的患者手术后越容易出现认知功能障碍。研究发现,65 岁以上的老年人接受非心脏手术后 1 周,发生认知功能障碍者占 25.8%～32.7%,术后 3 个月的发生率为 6.2%～9.9%。一项研究显示,心脏手术后 7 年半,有 32.8% 的患者可表现出认知功能障碍,并且痴呆的发生率高达 30.8%(可能是手术麻醉的打击和正常老龄化的共同结果)。

认知功能障碍和痴呆本质上都是认知功能下降,但后者程度更严重。一般术后 3 个月内,术后认知功能障碍的发生率较高,随着手术创伤的愈合和时间的推移,术后认知功能会逐渐好转,直至痊愈。只有极少一部分患者会发展为老年性痴呆,而且这些患者往往在手术以前已经存在多种原因所致的隐匿性认知功能下降。

至于导致术后认知功能障碍的原因,人们会自然而然地认为术后认知功能障碍是麻醉药物导致的。在早期,科学家也曾有如此假设,其实并不尽然。随着研究的深入,科学家发现,手术创伤导致的中枢神经系统炎症反应是老年人术后认知功能障碍的重要原因。尽管麻醉药对神经系统有一定影响,但与手术创伤相比,作用要小很多。而且,在没有麻醉的情况下实施手术,不但患者无法忍受,而且反而可能由于剧烈的疼痛,会加重术后认知功能损伤。因此,手术患者大可不必因为害怕术后认知功能障碍而拒绝麻醉。

(张细学　顾卫东)

CHAPTER TWO

2

问 名 医

1. "笑气"是如何成为麻醉药的

麻醉技术问世时,采用的是吸入麻醉药这种方式,从某种意义上讲,这可以说是历史上的一次偶然!

18世纪,化学家们认识到空气由多种气体混合而成。当时,环境卫生糟糕,人群疾病频发。针对"纯净空气"的研究应运而生。"纯净空气"气体吸入成为欧洲上流社会的时尚养生疗法,英国的布里斯托市开设了首个空气疗养院。呼与吸是肺的功能,吸能汲取自然精华,纳入充沛氧气,满足机体所需;呼则排除机体污垢,释放二氧化碳和毒物。

1772年,英国化学家约瑟夫·普利斯特里与布莱克研制成功了氧化亚氮。氧化亚氮刚问世时却被认为会传播瘟疫而没人敢用。当时英国年轻的化学家汉弗莱·戴维,通过反复试验发现这种气体不但能缓解疼痛,还能让人欣快并且发出笑声,因而氧化亚氮又俗称"笑气"。

汉弗莱·戴维在亲自体验过笑气后,这样写道:

我并非在可喜的梦幻中,却为狂喜所支配;我的胸膛并未燃烧可耻的烈火,两颊却泛起玫瑰红色。我的双眸充满闪耀的亮光,我的嘴唇喃喃自语,我的四肢不知所措,好像有新生的力量附上了我的身体。

这一研究成果被写进《化学和哲学研究》后,很快震惊了整个欧洲。笑气的诞生意味着手术再也不是撕心裂肺的哭喊,患者可以微笑着接受手术。

遗憾的是,笑气的麻醉效果虽好,戴维的学生却没有继续这一研究。

第一位用吸入气体进行手术止痛的专家不是汉弗莱·戴维,而是英国外科医师亨利·西克曼。但西克曼当时没有选择氧化亚氮,而是选择了二氧化碳。这种气体只有在很高浓度下才有麻醉效果。西克曼将研究结果邮递给同行,但由于麻醉效果不理想,并未得到认可。

麻醉的研究踽踽前行。笑气开始沦为上流人士舞会的"摇头丸",它让贵族的笑容显得更灿烂;它成为邮轮远航途中的助兴节目,像杂耍般为观众带来谜一样的体验。一位年轻的美国富商,甚至打起靠笑气发财的主意——他就是左轮手枪的发明者塞莫尔·柯尔特(Samuel Colt)。

柯尔特从化学家那里学到制造笑气的技术后,在19世纪30年代沿北美东海岸常年推销笑气,这项获利丰厚的生意,让他终于有资本申请了左轮手枪专利。

与此同时,美国也开始了麻醉的探索。1844年10月10日晚,哈佛大学一间教室里，正在进行笑气的公开演示。演示者是一位业余化学家，名叫考尔顿。他曾在纽约学过两年医学，其间掌握了制取笑气的技术。随后他便自称教授，四处游走演示笑气。演示者无意，观看者有心。牙医霍勒斯·威尔士看到笑气的神奇效果后，第二天就邀请考尔顿用笑气辅助拔除自己的一颗坏牙。令威尔士惊讶的是，拔牙时他只感到一点疼痛。他马上意识到笑气将是一种极具潜力的镇痛药物。早年他曾用催眠术给患者拔牙，也参加过考尔顿的讲座，现在终于悟到这是一种很好的麻醉方法，于是马上从考尔顿处学会了笑气的制作方法，并将其用于拔牙手术。

随着经验的积累，威尔士向哈佛大学申请公开演示笑气麻醉，以推广他的成果。威尔士原来的计划是要演示更为疼痛的截肢术，但因患者临时退缩而不得不放弃。此时，一位医学系学生自告奋勇愿意做笑气拔牙试验。不幸的是，手术将近尾声时，这名学生浑身扭动，极不配合。现场观众开始吹口哨、讥讽，认为威尔士笑气麻醉完全是胡扯。威尔士备受打击，从此再也不敢公开演示他的笑气麻醉方法。

查阅史料可以发现，威尔士的首次表演其实并不算彻底失败，是现场观众的讥讽摧垮了他。当时，整个手术非常平稳，快结束时患者才有响动。有人认为那只是一声呻吟，有人宣称那是撕心裂肺的喊叫。术后，患者自己则说没感受到疼痛，也不记得发出过痛苦的声音。

（薄禄龙）

2. 麻醉前为什么不能喝水、进食

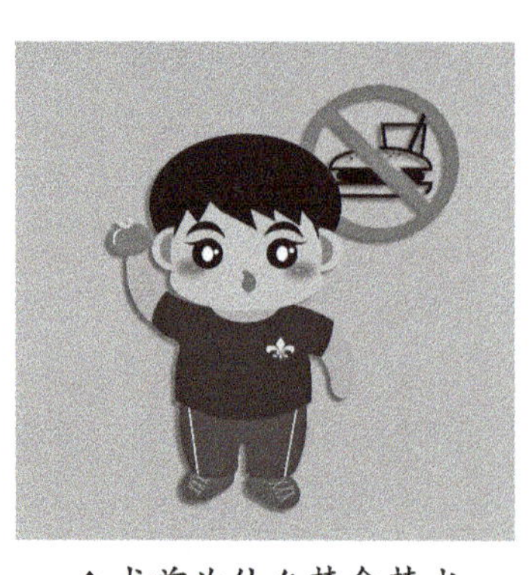

▲ 术前为什么禁食禁水

许多人都不理解，手术前为何要禁食禁水。患者躺在手术台上，将要接受手术时，吃饱喝足了才更有能量对抗手术带来的身体创伤嘛，而且有时又不是胃肠道做手术，吃喝又有什么关系呢？

其实手术前要求禁食禁水目的只有一个，为了医疗安全。医生最担忧的事情是，胃内容物反流误吸引起呼吸道梗阻和吸入性肺炎，甚至是窒息死亡。成人麻醉相关的反流误吸发生率是万分之五，儿童的发生率是成人 2 倍，新生儿及婴儿的这一发生率则是儿童的 10 倍。尤其值得一说的是，孕妇反流误吸的发生概率，又比一般成人高许多。

正常人的咳嗽及吞咽反射十分敏感，食物通过刺激咽喉，会使气管的起始端声门关闭。但患者在接受深度镇静或全身麻醉后，其保护性的呛咳反射和吞咽反射会减弱或消失，胃内有食物残渣时就有可能反流至咽喉并进入到气管内，导致吸入性肺炎甚至窒息，最终威胁到患者的生命安全。

那到底怎样才算正确的禁食禁饮呢？下面的表格一目了然。

食物种类	手术麻醉建议最短禁食时间（小时）
清饮料	2
母乳	4
婴儿配方奶粉	6
牛奶等液体乳制品	6
淀粉类固体食物	6
油炸、脂肪及肉类食物	可能需更长时间，一般≥8

其中，清饮料指的是清水（例如白开水）、碳酸饮料、糖水、清茶和黑咖啡（不加奶），也包括没有渣的果汁。淀粉类固体指的是面粉及谷类食物，诸如面包、面条、馒头、米饭等。

（王震虹）

—— **专家简介** ——

王震虹

王震虹，医学博士，上海交通大学医学院附属仁济医院南院麻醉科副主任医师。熟悉各类重大手术和危重病患者围手术期麻醉管理，特别擅长围手术期脑保护。

3. 麻醉前为什么要抽血并做很多检查

麻醉前抽血化验及做很多检查属于麻醉的"术前评估"范畴。术前评估至关重要，它是麻醉的初始阶段，是麻醉成功的"奠基石"。当然，术前评估除了需要了解患者的抽血化验和相关检查报告以外，还包含其他很多内容，譬如说，术前需要了解患者的一般情况和现病史：有无高血压、糖尿病、心脏病、哮喘等疾病，目前药物治疗情况和效果，既往手术和麻醉史，药物过敏史，拟行手术内容，手术体位，等等。术前评估还要进行相关的体格检查，了解患者的身高、体重、张口度、牙齿情况、颈部活动度、肺和心脏的听诊等。术前评估还应包括采用美国麻醉医师协会分级对患者体格状况进行分类。择期手术与麻醉需要在患者达到最佳身体状况的条件下方可实施。对于有合并症患者的术前评估还包括邀请其他学科的专家进行会诊，帮助确定患者是否处于能够耐受手术的最佳状态，如有必要，还要请这些专家协助围手术期治疗。术前评估之后，麻醉科医师必须与患者商讨有哪些麻醉方法可供选择。最终的麻醉计划是以讨论结果和患者的意愿为基础而制定的。

麻醉前抽血和做很多检查的意义在于，当检查结果异常时意味着围手术期风险增高，如果这些异常得到纠正，围手术期的风险就会降低。常规的检查像血常规、血生化全套、凝血功能、心电图、胸片等这些可以说是必查的指标，因为这些指标可以帮助麻醉师评估患者的贫血状态、水电解质平衡、肝肾功能、凝血情况、肺部情况以及心律失常情况，这对术中决定备血、输液、麻醉用药的选择、麻醉方式的选择都有重要意义。例如，无其他严重并发症患者，可耐受血细胞比容（Hct）水平为 $25\%\sim30\%$，但在冠脉病变患者，可能发生心肌缺血。对术前贫血患者，应就其病因和持续时间具体分析。贫血原因未明者，应延期手术。对于易有瘀斑、齿龈出血和小割伤出血多，以及家族成员有出血性疾病史的患者，应评价其血小板功能，完善相关检查确立诊断，必要时请血液科专家会诊。具备明确临床指征如：有出血性疾病史，正服用阿司匹林、抗凝药者，严重肝脏病或全身疾病者，术后计划抗凝治疗者，术前应常规行凝血功能检查。而且，血小板严重异常或凝血功能异常者为椎管内麻醉禁忌，在麻醉方式的选择上必须选择全身麻醉。对于剖胸手术患者，术前肺功能检查可评估肺疾病的严重程度以及气管对支气管扩张剂的反应性，此项检查对剖胸手术，尤其是肺实质切除患者有重要意义。

（陈春欢　方　浩）

4. 如何选择麻醉方法

"医生，我明天要做手术了，开刀时我会睡着吗？我该上什么麻醉？"这是患者很关心的常见问题。

常用的麻醉方法有全身麻醉和局部麻醉。全身麻醉包括基础麻醉、全凭静脉全身麻醉、静脉与吸入复合全身麻醉、气管插管全身麻醉、插喉罩全身麻醉等。

局部麻醉包括表面麻醉、局部浸润麻醉、神经干或神经丛阻滞麻醉、椎管内麻醉等,椎管内麻醉又细分为硬膜外麻醉和蛛网膜下腔麻醉(俗称腰麻)。全身麻醉术中患者会睡着,局部麻醉患者一般会处于清醒状态。

麻醉方法选择的影响因素包括手术因素、患者因素、麻醉科医师自身因素、医院因素等多方面。不同种类的手术要上不同的麻醉:颅脑手术、心胸手术、头颈部手术多采用气管插管全身麻醉;椎管内麻醉使用药物少、对胎儿(新生儿)干扰小,所以剖宫产手术多选择椎管内麻醉;小儿很难配合手术操作,多采用基础麻醉或全身麻醉;门诊无痛人流、无痛胃肠镜适宜采用保留自主呼吸的全凭静脉麻醉。同一手术不同的患者可能采用不同的麻醉方法,如腹股沟斜疝(俗称小肠气)手术,如果患者是小孩,多采用基础全麻,成年人可采用椎管内麻醉,有凝血障碍的患者采用全麻插喉罩更适合。麻醉科医师的习惯、经验不同也会影响麻醉方法的选择,比如普通甲状腺腺瘤手术,有些麻醉科医师习惯于颈丛神经阻滞麻醉,有些麻醉科医师则偏好于使用全身麻醉。不同等级的医院因为不同的麻醉设备也会影响麻醉方法的选择,一般来说,发达地区等级比较高的医院多采用全身麻醉,偏远落后的地方局部麻醉使用更多。

(吴贵龙)

5. 感冒时能上麻醉吗

感冒说大不大,是常见病,但还是不建议感冒时实施择期手术麻醉。

感冒往往伴有卡他症状,气管内分泌物会比较多,同时炎症导致气管反应性增加,发生喉痉挛、支气管痉挛可能增加。感冒病因多是病毒感染,上呼吸道感染后容易继发细菌感染及下呼吸道感染,因此术后发生支气管炎等感染风险也大大增加。同时,感冒的时候机体抵抗力也是降低的,全身状况差同样可以导致麻醉及手术并发症概率增加。对于感冒患者实施急诊、限期手术麻醉需要注意以上风险。

(宋哲明　袁红斌)

—— 专家简介 ——

袁红斌

袁红斌,教授,主任医师,博士生导师。海军军医大学附属长征医院麻醉科主任。擅长危重症麻醉围手术期管理、复杂脊柱手术麻醉、气道管理等。

6. 为什么医生要求患者术前戒烟

对于吸烟者来说,戒烟是个非常艰难和痛苦的过程,但是在手术前,特别是一些中大型手术前,医生往往会强烈要求患者戒烟。患者往往不甚理解,依从性也就差了,部分患者甚至会瞒着医护人员偷偷吸烟。那么,吸烟到底对手术有什么影响呢? 戒烟会带来什么好处呢?

众所周知,吸烟有害,许多癌症的高危因素里都有吸烟这一条,除此之外吸烟对手术也会产生一些不利影响。烟草中的尼古丁可减弱呼吸道的纤毛运动,使其清洁能力减弱,黏液产生增多。烟草燃烧释放的一氧化碳可损害血管内皮细胞,促进动脉粥样硬化形成。这就使得吸烟患者的围手术期肺部并发症、心血管并发症和伤口相关并发症较非吸烟者显著升高。而这些并发症的发生,轻者会增加治疗费用、延长住院天数,重者可能引起患者的死亡,由此可见吸烟对手术的影响还是不小的。

既然吸烟的危害这么大,那戒烟就是非常必要的了。术前戒烟时间越长,患者围手术期相关风险的下降幅度也会越大。手术前 8 周开始戒烟可使术后肺部并发症发生率下降一半,术前 4 周开始戒烟可使术后并发症发生率下降 25%,而术前戒烟不到 4 周也可以降低患者术后伤口愈合不良的发生风险。由此可见,戒烟的好处非常明显,哪怕术前即刻戒烟也应当鼓励。

（廖庆武）

—— 专家简介 ——

廖庆武

廖庆武,医学博士,复旦大学附属中山医院麻醉科副主任医师,擅长各种大型、危重手术的麻醉和围手术期相关诊治。

7. 麻醉对哮喘患者有危险吗

哮喘也称支气管哮喘,是全球范围内最常见的慢性呼吸道炎症性疾病。中国目前有 1 000 万～3 000 万哮喘患者,发病率呈持续上升趋势。哮喘患者合并其他内外科疾病需要接受某些检查(如胃肠镜检查)或手术治疗的情况并不少见。由于哮喘患者的呼吸道对于外部刺激的敏感性增加,麻醉和手术过程中的多种因素(麻醉操作、手术操作以及使用的药物等)均可能诱发哮喘发作,导致急性支气管痉挛,严重时甚至威胁患者的生命安全。

虽然哮喘患者麻醉后发生呼吸道并发症的危险性高于普通人群,但并不存在麻醉和手术的绝对禁忌。对于手术前已经控制良好且无症状的哮喘患者,手术中发生呼吸系统并发症的概率较低。但在近一年中有哮喘发作史的患者,术中哮喘发作的概率明显升高,且发作时间越近,术中和术后支气管痉挛的发生率就越高。接受急诊手术、近期有呼吸道感染史(包括鼻窦感染)、大量抽烟和既往有慢性阻塞性肺部疾病的哮喘患者,术中支气管痉挛以及术后呼吸系统并发症发生率也显著增加。

麻醉方式和药物的选择对于哮喘患者也很重要。全身麻醉时,常常需要在患者入睡、意识消失后在气管内插入特殊的导管以辅助呼吸,此过程易刺激气管诱发支气管痉挛。虽然如此,在大部分手术如耳鼻喉科手术、气管手术及头颈部、胸部及上腹部手术时,为了最大限度地保障患者安全,麻醉科医师在权衡利弊后仍会选择气管内插管全身麻醉。哮喘患者在局部麻醉或区域麻醉下进行手术虽然相对较为安全,但手术过程中的焦虑和疼痛本身也可以诱发支气管痉挛。

为了降低麻醉后发生支气管痉挛的危险性,哮喘患者在择期手术前应配合医护人员做好充分的术前准备,积极预防围手术期的哮喘急性发作。患者应将病史详细地告知麻醉科医师,包括过敏史、哮喘发作频率和目前的治疗方案。抽烟的患者宜在术前至少戒烟2个月,近期上呼吸道感染的患者应酌情推迟手术。术前可加强肺功能物理锻炼,原治疗哮喘的用药也不必在术前停用;长期口服激素控制哮喘的患者,术前需根据专科医师的建议调整剂量;适当服用抗焦虑药物缓解术前焦虑;短效的吸入型支气管扩张药物应在手术当日带入手术室内并在术前预防性使用。总之,只要引起足够的重视,采取积极的预防和治疗措施,哮喘患者同样可以安全平稳地度过围手术期。

(凌晓敏　仓　静)

8. 睡觉打鼾影响麻醉吗

打呼噜是一种普遍存在的睡眠现象,很多人对此不以为意,有些人还把打呼噜看成睡得香的表现。其实打呼噜不但影响他人睡眠,还会带来诸多健康问题,甚至还可能影响手术。在麻醉前,麻醉科医师常常会问患者:"睡觉打呼噜吗?"

想必很多人对此都有疑惑——打呼噜对麻醉有影响吗？

在回答这个问题前先了解下"人为什么会打呼噜"。正常情况下，人在睡眠中咽部始终留出一个通道供气流通过，我们称之为"气道"。如果气道变窄了、成缝隙状，那么气流通过时造成咽部软组织振动就会发出声音，这就是打呼噜，医学上称为"鼾症"。所以，肥胖的人、鼻和咽部周围组织增生或肌肉松弛的人和嗓子发炎的人睡眠时最容易打呼噜。而在清醒时，鼻和咽腔周围软组织中的肌肉处于紧张收缩状态，不会阻塞气道，也不会打呼噜。

打呼噜有很多危害，使患者在睡眠时呼吸反复暂停，形成低氧血症，造成大脑、心脏等重要脏器严重缺氧，进而诱发高血压、肺动脉高压、冠心病、心律失常、心绞痛、心肌梗死。如果呼吸暂停时间超过 120 秒则容易在凌晨发生猝死，危险极大。同时由于夜间睡眠质量不佳，患者在白天常感困倦，在开会、听课、读书、看电视、坐车甚至开车时，接连哈欠，悄然入睡，而且鼾声如雷。

了解以上知识，有助于我们理解打呼噜对麻醉的影响。一般来说，打呼噜对全身麻醉的影响较大，而对区域阻滞麻醉的影响相对较小。由于静脉给予镇静、镇痛药和肌松药后，鼾症患者咽腔软组织松弛阻塞气道，导致面罩正压通气困难，也影响喉镜暴露声门和气管插管。所以说，打呼噜患者的麻醉诱导是比较棘手的。对此，麻醉科医师要充分评估患者的鼾症严重程度，做好充分的准备，选择合理的麻醉诱导方案和插管设备。对于下颌骨发育不良的患者（俗称小下巴），谨慎或禁用肌松药，以防发生不测，必要时保留患者自主呼吸选择清醒插管。同样道理，打呼噜的患者在苏醒拔管时也有较大气道梗阻的风险，完全清醒后拔管更为稳妥安全。除了气道问题之外，鼾症患者常伴有各种心脑血管疾病，也会给麻醉带来不小的挑战。

总之，睡觉打呼噜看似是个微不足道的小毛病，实际上提示该患者气道已经出现一定程度的狭窄。患者也不需要过度紧张，只要做好充足的准备，一样能安全完成麻醉的。

（孙　宇）

—— 专家简介 ——

孙　宇

孙宇，医学博士，上海交通大学医学院附属第九人民医院麻醉科副主任医师，硕士生导师，擅长头颈颌面部手术麻醉及困难气道处理。

9. 过敏体质能实施麻醉吗

有过敏史的患者是可以实施麻醉的。

在麻醉实施过程中，需要配伍使用多种药物，有些手术在手术开始前还要使用抗生素。所有的这些药物，均有可能与以前诱发过敏疾病发作的过敏原有相似的结构，从而在麻醉实施过程中诱发过敏反应。因此，在麻醉实施前，麻醉科医师都需要询问患者以前的病史，其中过敏疾病的发作情况是麻醉前访视询问的重点。

对于有过敏史的患者，麻醉科医师会着重询问对什么东西过敏，过敏发作时主要有什么表现，对过敏疾病以前采取过那些治疗，效果如何，有没有诱发过敏发作的外部情况，如天气变化、气候变化、住所变化等。这些信息有助于麻醉科医师术中注意保护患者免受可能诱发过敏发作的外部因素的影响。

过敏疾病造成的最严重威胁是过敏性休克或造成小气管持续痉挛导致窒息。对这类严重的过敏反应，麻醉科医师在麻醉前均做了充分的准备，除了避免使用容易诱发过敏疾病发作的药物外，准备好对付过敏性休克或小气管持续痉挛的急救药品和急救器械，完全可以避免过敏患者因过敏疾病发作而受到生命威胁。因此，患者麻醉前能主动提供过敏疾病的发作情况，对医生采取有针对性的预防措施是非常必要的。当然麻醉科医师也会主动问及患者的过敏情况，需要患者或家属提供详细的信息。

随着现代医学技术和药物的日益发展，有过敏史的患者不用担心会出现因过敏疾病而不能施行麻醉的情况。

（陈武荣）

—— 专家简介 ——

陈武荣

陈武荣，主任医师，教授，硕士生导师，上海中医药大学附属普陀医院麻醉科主任，擅长高龄及疑难危重病患者的麻醉及围手术期处理。

10. 高血压患者在手术前要继续吃降压药吗

随着医疗条件的改善，越来越多的高血压患者知晓其危害并遵从医嘱定期服药。这些患者做手术前面临着一个问题：医生要求手术前不能吃不能喝，那降血压药要继续吃吗？

首先，我们要知道自己吃的降压药是哪一类的，这样才能正确地对待。常用的抗高血压药物包括利尿药、β受体阻滞剂、钙通道阻滞剂、血管紧张素转化酶抑制剂（ACEI）和血管紧张素Ⅱ受体阻滞剂（ARB）、交感神经抑制剂和其他类（利血平）。

接着，我们来看看对于这几类药物，麻醉专家和指南是如何建议的。

（1）利尿药，主张术前2～3天停用。

（2）β受体阻滞剂，术前应维持此类药物使用的种类和剂量，无法口服药物的患者可经肠道外给药。

（3）钙通道阻滞剂，不主张术前停药，可持续用到手术当日早晨。

（4）血管紧张素转化酶抑制剂（ACEI）和血管紧张素Ⅱ受体阻滞剂（ARB），ACEI类手术前不必停药，可适当调整用量；ARB类目前则推荐手术当天停用。

（5）交感神经抑制剂，主要是指可乐定这个药物，不主张术前停药。

（6）利血平，对于长期服用该药的患者最好术前7天停服并改用其他抗高血压药物。

知道自己吃的是哪类降压药物后，就可以对号入座，手术前吃还是不吃也就明白了。

（廖庆武）

11. 平时服用阿司匹林，手术前要停药吗

阿司匹林为非甾体类消炎止痛药，是环氧化酶抑制剂，具有抗凝作用。其机制是主要作用于血小板聚集而起抗凝作用，减少血液高凝而导致的血栓形成和栓塞性疾病的发生。长期服用阿司匹林患者，凝血功能受到一定的抑制，若手术则容易导致出血增加。人体的血小板寿命为12天左右。也就是说，12天以后，受阿司匹林药物影响的血小板基本都更新换代。而正常情况下，血小板只需要正常浓度1/2就有完好的凝血功能。因此，一般手术需要停用阿司匹林5～7天就可以。如患者术前有出血倾向、血小板浓度低，或估计手术出血量多，建议停用更长时间。高凝状态或需要保持低凝状态（冠脉搭桥术后、外周动脉疾病介入治疗术后等）的患者在停用阿司匹林后需每天加用低分子肝素4 100单位皮下

注射以防血栓形成。

（何振洲）

—— 专家简介 ——

何振洲

何振洲，主任医师，硕士生导师，上海交通大学医学院附属仁济医院麻醉科副主任，南院麻醉科、ICU 执行主任。擅长危重患者麻醉及救治。

12. 正在吃中药对麻醉有影响吗

中医学是我国的传统医学，是几千年来广大人民群众在实践中发展出的经验科学，拥有良好的群众基础。人们经常把中医与养生联系在一起，觉得中药可以"有病治病，无病强身"，却忘了老话也有"是药三分毒"的说法。

中医的很多理论目前还无法用现有的西医理论体系进行解释，而随着现代科学的发展，部分中药却被证实具有一定的副作用。有的中药材具有肝毒性，如何首乌、穿山甲、艾叶、金不换等；部分药材有肾毒性，如苍耳子、丁香、柴胡、板蓝根、益母草、胖大海等；而有些药材有神经毒性，如马钱子、川乌、火麻仁等；有些药材长期服用可能引起中毒，如朱砂主要成分为硫化汞，长期服用可引起汞中毒，雄黄主要成分为硫化砷，长期服用可引起砷中毒。中药麻黄主要作用成分包括麻黄碱和伪麻黄碱，可引起血压升高、心跳加快、精神亢奋，副作用包括心脑血管意外、失眠等。洋金花对神经系统具有先兴奋后抑制的作用。而水蛭则可以阻止凝血酶，引起广泛出血，从而增加手术中止血困难的风险。

另外，中药与麻醉药物之间还可能存在药物的相互作用，影响麻醉药物的药效和代谢。

因此，如果准备手术的患者正在服用中药，建议在不影响病情的情况下停药一段时间，或向中医医师咨询所服中药的具体成分及作用，术前与医师充分沟通，并且完善相关术前检查，以了解目前肝肾功能、凝血功能等情况，做好充分的准备再进行手术治疗。当然，随着科学的不断进步，未来中药制剂也可能应用于围手术期，调整患者功能状态，促进患者的康复，这或许是未来医学一个发展方向。

（刘　苏　张晓庆）

—— 专家简介 ——
张晓庆

张晓庆,主任医师,硕士生导师,同济大学附属同济医院麻醉科主任。擅长胸部、心血管手术麻醉及危重患者处理。

13. 糖尿病患者在术前要停用降糖药吗

糖尿病的治疗主要包括口服降糖药和注射药物,其中注射药物主要是胰岛素。手术当日一般不主张用口服降糖药,尤其是作用时间长的口服降糖药。

口服降糖药中,二甲双胍、磺脲类(如格列吡嗪、格列本脲、格列美脲)和氯茴苯酸类(如瑞格列奈和 D-苯丙氨酸衍生物类如那格列奈)药物可致低血糖,手术当天应该停用。二甲双胍还可致乳酸酸中毒,应于手术日停用直至术后肾功能恢复正常。支链淀粉类似物(如普兰林肽)和 GLP-1 类似物(如艾塞那肽)可延缓胃排空,也应停用,以减少术后恶心呕吐的发生。

噻唑烷二酮类(如马来酸罗格列酮片)和 DDP-Ⅳ 抑制剂(如沙格列汀)不引起低血糖,可用至手术日。α 葡萄糖苷酶抑制剂虽不引发低血糖,但对于术前禁食禁水的患者是无效的。

对于血糖控制良好、单纯口服降糖药控制血糖的患者,进行小手术时可维持原来治疗,手术当日停用口服降糖药,不需要加用胰岛素。如果血糖控制不佳或者准备进行大手术的患者,术前 2～3 天需改用胰岛素治疗。

对于用胰岛素治疗的糖尿病患者,手术前夜应持续用胰岛素。手术当天早晨,因为患者不食用早餐,可用平时 1/2 晨量的中效或长效胰岛素,可最大限度地减少低血糖的发生。短效胰岛素不宜应用。

(田　婕)

—— 专家简介 ——
田　婕

田婕,副研究员,硕士研究生导师,上海交通大学医学院附属仁济医院麻醉科主任助理。擅长神经外科手术麻醉和危重患者的麻醉处理。

14. 腰椎间盘突出症患者能实施半身麻醉吗

腰椎间盘突出，主要是因为腰椎间盘各部分（尤其是髓核）有不同程度的退行性改变后，在外界因素的作用下，椎间盘的纤维环破裂，髓核组织从破裂之处突出（或脱出）于后方或椎管内，导致脊神经根、脊髓等遭受刺激或压迫，从而产生腰部疼痛、下肢麻木等一系列临床症状。而所谓的半身麻醉是指腰麻或者硬膜外麻醉，主要是通过向脊髓腔或硬脊膜外腔注入麻醉药起到阻滞效果，在其穿刺过程中可能会导致突出的髓核组织变动或移位，引起原先的腰突症状加重，故不建议实施腰麻或硬膜外麻醉。

（徐海涛）

—— 专家简介 ——

徐海涛

徐海涛，副教授，副主任医师，硕士生导师，海军军医大学附属长征医院麻醉科副主任。擅长器官移植患者的麻醉及围手术期处理。

15. 什么是全麻术中知晓

有人说，人生最大的痛苦，莫过于失去健康，直面疾病与死亡。那么在医疗过程中，除了重病、绝症、临终等悲苦情况以外，能够把身心的痛苦挣扎扩张到极致的一种特别事件，就是全身麻醉时发生"术中知晓"。全身麻醉术中知晓（简称术中知晓）是无论医师还是患者都不希望发生的事，如同您不愿意失去自由和健康一样。

怎么样来形容术中知晓可能遭遇的痛苦感受

美国探索发现频道制作了一部有关全麻术中知晓的专题纪录片《当麻醉失败时》（*When Anesthesia Fails*）。片中接受采访的亲历者会提到这样一些听了就感到不适的词汇：痛苦，濒死感，绝望，无助，煎熬，恐惧……让我们一起用换位思考的方式来想象当时可能的情景……

全身麻醉，常规步骤为麻醉药物静脉诱导使患者进入麻醉状态，并行气管插管或者喉罩控制呼吸，然后用药物维持麻醉状态。而发生术中知晓时，患者可能只是短暂的意识丧失或者自始至终都有知觉。但肌肉松弛剂的使用让您周身无力，连眼睛都无法睁开，气管插管让您无法呼喊。躺在窄窄的手术床上，手脚等可能被用束扎带固定，甚至为手术需要而被摆成了特殊的体位。视觉上能够感到亮光或周围一片黑暗，能够听到手术室内医护人员的交谈与医疗仪器发出的各种声音，能够感知到在您周遭发生的一切，却不能与外界交流。如果镇痛不足，会清晰地感到手术刀切割的疼痛、手术操作造成的不适，想求救却无法挣扎、挣脱和叫喊。像是一场梦，希望那只是一场噩梦……

想象起来，就是那样的恐怖与可怕。用一个极致的词汇来形容，就是：无助的濒死感。这恐怕是人类可能遭遇的最严重的痛苦经历之一。古有关公刮骨疗伤，而术中知晓的经历者则是在没有任何准备的情况下有了类似甚至更残酷的炼狱般的经历。由此可能导致严重的心理精神障碍疾病，让有些经历者终身无法释怀。

1990 年，斯坦斯基提出麻醉是对伤害性刺激的无反应和无回忆，不包括麻痹和意识存在下的无痛。近几年，于布为教授等认为理想麻醉状态的内涵是指：无意识、无知晓、无术后回忆；抗伤害反应抑制适度。理想麻醉状态的外延即理想的麻醉全过程，包括四个构成要素：患者是否满意；手术医师是否满意；麻醉科医师自己是否满意；社会方面是否满意。由此可见，无意识、无知晓、无术后回忆的主观舒适是对麻醉的更高要求及挑战。而麻醉术中知晓恰恰是违背这些理念的特殊事件与麻醉意外。

术中知晓是指全身麻醉后患者能回忆术中发生的事情，并能告知有无疼痛等情况，是全麻手术中患者意识存在的标志。术中知晓是一项非常严重的全身麻醉并发症。全麻术中知晓引起人们关注和认识，源于美国近年来发生的多起相关的诉讼索赔、患者自杀等特殊案例，也是探索发现频道拍摄专题纪录片的起因。中国近年来也有因全麻术中知晓导致医疗纠纷的报道。娄景盛等综述国内外文献发现，目前已知的术中知晓发生率在美国平均为 0.12%，心脏和产科手术可达 2% 以上。国内的数据资料还很不完整，一些初步研究结果平均为 2%，心脏手术可高达 6%。

术中知晓能完全避免吗

首先，这不是一个应该不应该、会不会、可能不可能的设问命题。没有一个麻醉科医师希望自己麻醉的患者发生术中知晓。所有接受全身麻醉的人，也都不希望经历这样的意外。但数字在这时候其实是苍白的。无论是 0.12% 还是 6%，无论是患者还是麻醉科医师，都是 0 或 1 的关系。也就是说，要么是 0，要么就是百分之百。

其次，更悲哀的是，术中知晓仍然是个当今的医疗理论和技术仍无法完全预防和避免的医疗意外事件，是个医学科学难题。其发生的机制，远远不是少用了一点儿麻醉药那么简单。术中知晓的影响因素较为复杂，多数麻醉科医师认为术中知晓的影响因素仅限于患者年龄、性别、术前病情分级，麻醉药物应用的用量、追加时间、药物配伍等。但是像既往中枢神经系统病史、手术麻醉史、中枢神经系统用药史、麻醉性镇痛药物用药史、手术类别、全麻方法等，同样会有影响。这些因素目前尚没有全面而肯定的研究结论，无法达成共识性的意见，对提高临床工作的质量形成了障碍。已有的相关研究仍不能对术中知晓发生率及影响因素有明确统一的认定，并且现有的麻醉深度监测设备和指标都不理想。现有的干预因素和监测手段究竟能够多大程度上降低知晓的发生率也无法去全面评价。就如同梦境研究，仍然不能把梦境的研究由电活动上升到情景构建机制的主观层次。

术中知晓，如同一场梦，又不是一场梦。相关的理论与研究探索会是麻醉研究的高层次范畴。针对术中知晓，2005 年，美国麻醉医师协会通过了《关于术中知晓和脑功能监测的指导意见》。作为全球麻醉学界最权威的学术机构，美国麻醉医师协会批准这个指导意见，表明他们对发生术中知晓的高度重视。国内也对此进行了大量的研究，并正在制定出台全国性的指导意见。

当然，也不能因此而为麻醉科医师开脱。毕竟，从临床具体的麻醉实施上能够从认识和技术角度减少术中知晓的发生率。国内麻醉学只是从 20 世纪 80 年代末才开始快速发展，整体与国外仍有差距，且整体发展很不均衡，存在很多观念和技术都落后的区域。很多基层医院麻醉科刚刚设立，甚或没有专职的专业麻醉科医师。虽然国内很多医疗机构、医师的麻醉理论与技术水平已经达到国际先进水平，但仍有大量的麻醉科医师没有做好充足的准备。在国内患者对麻醉要求逐渐增高，全身麻醉比例逐渐增大的背景下，主观认知的不足和理论技术的落后，加上部分地区在麻醉设备、药物上的不完善，让国内发生术中知晓的病例数不减反增。在对术中知晓的研究上，流行病学调查和机制研究都存在不足，有很多工作需要相关专业人员去深入的研究与总结。

最值得推荐的就是上文提到过的美国探索发现频道拍摄的专题纪录片，大家可以使用"术中知晓"作为关键词搜索网络视频，对术中知晓做进一步的了解。近年来也有以术中知晓为题材拍摄的电影等影视作品，比如美国拍摄的《夺命手术》(*Awake*)、韩国拍摄的《回归》(*Return*)等。影片并不是术中知晓的原始记录，而是以术中知晓为题材戏剧化挖掘与艺术化再创作的恐怖电影。您可以通过惊声尖叫等视听刺激来感受那种无力的恐怖。

（宋哲明）

16. 全身麻醉后什么时候会醒

　　手术前一天，麻醉科医师通常到病房访视手术患者。当告知患者明天将采用全身麻醉时，患者常常会问："我何时会醒过来?"也有的会说："我不要醒不过来哦!"手术当日，麻醉科医师做完准备工作，告知患者麻醉开始了，还有患者会冒出一句："我会醒过来吗?"手术结束，患者被推出手术室，家属都会用眼光探询或者直接问："他醒了吗?"患者及其家属对于全身麻醉后的清醒非常关心，更确切地说是一种担忧的表现。

　　全身麻醉后的清醒，从专业角度来说，就是麻醉苏醒过程。麻醉苏醒的定义是：术后患者意识清楚的状态，即患者知晓所处环境和自己身份。这个过程真的不是人们所想象的那样，如同自然睡觉醒来，睁开眼睛那么简单。在有经验的麻醉科医师管理下，依靠现代的药物和设备，绝大多数患者都可以按时平稳苏醒，也就是说麻醉后患者都会醒来。当然还会有极小部分的患者不能如愿按时苏醒。从专业角度来讲，就是发生了苏醒延迟。过去认为术后 60～90 分钟患者没有刺激反应就可能发生了苏醒延迟，以目前的麻醉临床实践来看，如果术后30 分钟患者不能苏醒，麻醉科医师就要开始寻找原因。

　　麻醉苏醒延迟的主要原因是麻醉药或围手术期用药不当，只要及时发现，转归都好。如果不是药物的原因，那么后果可能严重。也就是说，患者可能存在着一些潜在的代谢性疾病，如低血糖、高血糖、电解质平衡失调，尤其是高钠血症、低氧血症、高碳酸血症、中枢性抗胆碱能综合征、慢性高血压、肝脏疾病、低蛋白血症、尿毒症和严重甲状腺功能减退症等。当然麻醉科医师通过血气分析等检验方法，也可及时发现而纠正。还有更严重的原因是可能发生了术后并发症如脑梗、心梗等。这需要 CT、冠脉造影等影像学检查来确定，并需将患者送入重症监护室进一步治疗。

　　此外，有些患者术后还带着气管导管并且呼吸机维持着被送出手术室，患者家属当然非常紧张和焦虑。麻醉科医师会告知家属，患者需要继续治疗，所以麻醉还不能苏醒。通常会有两种情况。一是，如果入手术室时患者已经存在意识障碍的急症或重症手术，考虑到这些患者术后意识障碍还不能完全恢复或麻醉苏醒后不能维持有效的呼吸功能，就会保持患者的麻醉状态直接送入重症监护室,待原发疾病得到控制改善后,让患者苏醒。比如,脑外伤术后、老年严重肠梗阻术后等。另外就是一些特殊手术,尤其是神经外科的颅脑大手术或者脑血管手术。术后早期为了避免苏醒期血压波动而颅内再出血的风险以及平稳度过术后脑水肿期,麻醉科医师也会让手术后患者的麻醉(术后镇静)延续到重症监护室,经过必要的监测治疗评估后,让患者慢慢苏醒。

总之,手术患者全麻后都会醒来,极少数患者只是因为病情原因而会苏醒延迟。

(王谊生)

17. 半身麻醉后什么时候能下床活动

半身麻醉,医学上又叫椎管内麻醉,包括硬膜外麻醉和腰麻,虽然局麻药到达的层次有所不同,但两者都是从背部脊椎间隙注入药物,从而阻滞相应的感觉和运动神经。下肢不能活动是其中常见的一种临床表现,因此又俗称为半身麻醉。那么半身麻醉后到底什么时候能下床活动呢?

不同的局麻药,神经阻滞作用时效会有不同,短效者仅为半小时,而长效局麻药可达 4~6 小时,即使使用相同的局麻药,麻醉的时效也与药物剂量及患者的个体差异有关,所以下床活动时间不能一概而论。但只要麻醉作用完全消退,感觉双腿、双足都能灵活的运动,这个时候就可以尝试缓慢坐起,没有什么不适再缓慢地下床。初次下床最好有人搀扶。通常运动与感觉功能首先恢复,交感神经功能恢复得慢一些,如果起身和直立比较快,需要小心交感神经调节功能尚未恢复而引起的直立性低血压,可能导致患者眩晕、跌倒。

腰麻是穿过硬脊膜注药至蛛网膜下腔产生麻醉的效果。以前使用的腰麻针较粗,穿破硬脊膜后会引起脑脊液外流从而产生头痛,所以通常会嘱咐患者去枕平卧 6 小时甚至更长时间来预防头痛的发生。由于腰麻针的改进,现在腰麻后不必再担心硬膜穿刺后头痛了,因此同样,只要手术情况允许,在神经功能恢复后就可以下床,早期活动也有利于术后的快速康复。

(黄绍强)

—— 专家简介 ——

黄绍强

黄绍强,主任医师,硕士生导师,复旦大学附属妇产科医院麻醉科主任兼 ICU 主任。擅长妇产科疑难危重患者的麻醉及分娩镇痛。

18. 手部实施麻醉后，多长时间能恢复知觉

局部麻醉药简称局麻药，是一类能在用药局部可逆性地阻断神经冲动发生与传导的药品。在保持意识清醒的情况下，使相关神经支配部位出现暂时性、可逆性感觉丧失。

上肢或手部的手术多采用臂丛神经阻滞或上肢神经阻滞的麻醉方法，通过超声或神经刺激器定位后，将局麻药注入神经干周围，局麻药浸润扩散到神经干表面并逐步达到神经干的完全阻滞，从而阻断神经干支配区域疼痛的神经传导通路以满足上肢手术部位无痛的要求。

常用的局麻药物有利多卡因、布比卡因和罗哌卡因，臂丛神经阻滞部位恢复感觉的时间长短，与神经阻滞的操作方法及麻醉药的种类、浓度、剂量有关，也与患者个体的差异相关。通常情况下 1%～1.5% 利多卡因神经阻滞的麻醉作用时效为 1～3 小时，而 0.25%～0.5% 布比卡因或 0.3%～0.5% 罗哌卡因的麻醉作用时效为 4～12 小时。

（金善良　沈伯雄）

—— 专家简介 ——

沈伯雄

沈伯雄，主任医师，硕士生导师。上海交通大学医学院附属第九人民医院麻醉科副主任。擅长重要脏器功能不全和创伤急救的麻醉及围手术期处理。

19. 什么是麻醉与认知功能障碍

如果您愿意花一生的力气去爱一个人，但他有朝一日忽然认不出您了，这会是怎样的一种心情？是的，这便是认知功能障碍带给人类的痛苦。认知功能障碍的典型病症称为阿尔茨海默病，也就是我们所熟知的老年痴呆症。我们耳熟能详的美国前总统里根，是名演员、名主持、名总统。当年的他英俊潇洒，风流倜傥，口若悬河，一表人才，但在晚年不幸罹患了阿尔茨海默病后，他甚至无法认出至爱的妻子南希夫人。我们熟悉的英国前首相铁娘子撒切尔夫人，晚年也一样饱受阿尔茨海默病的困扰而痛苦不堪。他们与阿尔茨海默病的抗争甚至推动了整个学界对这种疾病的研究与认识。

谈到认知，我们首先得知道认知是什么。心理学上，把认知定义为个体运用思维，对信息进行处理的过程。目前我们知道，认知功能出现障碍，往往表现为患者对于外界事物信号感受的不敏感、不精确，并伴随记忆力、学习能力、逻辑思维分析能力和定向力等一系列能力的下降。

通俗点说，患者看上去似乎"变笨了"。而我们目前所说的术后认知功能障碍，则是特指在手术后短期（3～7 天）内患者出现的认知功能减退。

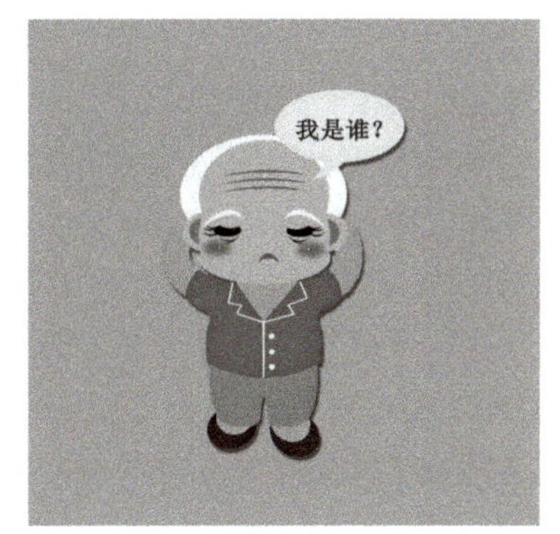

▲麻醉与认知功能障碍

目前学界普遍认为，高龄是术后认知功能障碍唯一确认的危险因素。当然，我们认知功能领域研究的先行者既往曾经认为疼痛刺激、术中低氧血症和低血压、美国麻醉医师协会分级、心血管并发症、谵妄程度、ICU 滞留时间、麻醉技术、失血和休克，甚至性别和受教育程度都可能影响到术后认知功能障碍的发生，然而随着临床研究的不断深入，这些因素被一一证实与术后认知功能障碍的发生率无关。排除来排除去，只剩下了高龄这一个因素，算是一根独苗。

那么，为什么老年人相比于年轻人，更容易发生术后认知功能障碍呢？

打个比方，如果把人脑看作是一台电脑的话，神经元细胞就好比是这台电脑的硬盘，神经突触与突触间的传递速度那就是这台电脑内存的运转速度。这台老电脑经过几十年的使用，硬盘容量减少了，内存速度下降了，电脑的运转和计算能力自然就降低了，出现频繁的卡机、死机也就不足为奇。而一旦这样的"老电脑"经历了手术期间大大小小的刺激考验，简直感觉这大脑被掏空，就必然更容易发生术后的认知功能障碍。

然而我们能用所谓的"换头术"去更换老年人的大脑吗？我们的人脑能具备像电脑那样说更新就更新，说升级换代就升级换代的"洪荒之力"吗？答案显然是否定的，我们的大脑是不可替代品，现在无法升级，无法更换。

所以我们只能考虑，如何以精准化、个体化的合理用药，避免老年人的大脑在围手术期受到更多的伤害和炎症刺激，从而减少术后认知功能障碍的发生。

那么，目前麻醉科医师们使用的麻醉药物是否会让患者"变笨"呢？

在这一方面，学界的认识其实也是不断深入的。

从宏观上说，大量对人类本体的临床研究提示了术后认知功能障碍可以在跨越 1 年甚至 3 年的长期后逐步恢复到和正常人群基本接近的水平，但目前对于术后认知功能障碍的界定本身存在着量表系统的偏倚、主观因素的混淆、患者情绪的波动等影响因素。我们可以选择的记忆及智力量表很有限，量表测试选择的时机不一定准确，当时患者的情绪不一定配合，以模糊的尺子去考量细微的不明显的认知减退，无异于盲人摸瞎马，最后得到的结论也就自然充满着不确定性。

从微观上说，学界目前普遍认为，认知功能障碍与脑内的 Tau 蛋白的磷酸化水平密切相关。能够引发 Tau 蛋白磷酸化水平增高的各项因素都有可能促进神经退行性病变，而这种神经病理变化基础预示着临床认知功能障碍的各项改变。老年人认知功能的下降，被认为更多的与神经元数量的减少有关。神经元数量的减少包括细胞的凋亡和自噬，但是目前认知功能障碍被认为是以凋亡为主要原因。如果抑制了这些可能诱发神经元，尤其是掌管认知功能的人脑海马区神经元的凋亡，我们就有可能避免术后认知功能障碍的发生。然而，麻醉药物到底是加速了本应正常凋亡的神经元细胞的凋亡进程，还是促使本应存活的细胞发生了非正常的凋亡呢？这个结论依然尚未确定。而这一点也就造成了学界无论是基础实验、动物研究都始终存在争议的现状。

从麻醉用药上说，目前除了异氟烷被确认有神经细胞毒性之外，无论是吸入麻醉药七氟烷还是静脉麻醉药异丙酚都被认为既有可能对神经元细胞有保护作用，又可能对其产生副作用。这种双重作用可能由于麻醉药的不同浓度、不同剂量、不同的暴露次数而发生不同的结果。这也是目前学界在动物实验、细胞实验方面都深感迷惑的地方。

近年的研究结果也显示，如右美托咪啶、左旋肉碱、褪黑素、促红细胞生成素 EPO 等辅助麻醉用药在动物实验或者临床试验中被发现存在神经保护作用，并可能对认知障碍有抑制作用。

值得注意的是，在 2016 年的 4 月和 6 月，《自然》和《科学》发表了两篇高质量的重磅文章。科学家首次通过功能性磁共振成像技术（fMRI 技术）将不同的词汇定位到理解它们的大脑区域！同时科学家发现，大脑参与人体内虚拟导航技术的组织远比原先知道的网格细胞参与海马区的定向功能机制要复杂，大脑有更宽泛的皮质网络模块组织参与了定向导航过程。

这两个重磅研究提示，认知发生的过程中，整个大脑的联合皮质都积极活跃地参加了抽象信息的加工过程。这提示了今后对认知的研究可以并不局限于海马区细胞，整个大脑联合皮质都有可能涉及认知障碍的发生与修复。这也提示了，新一轮对于认知的研究技术基础积累已经成熟，很有可能波澜壮阔的新一轮研究热潮将就此兴起。

曾任哈佛大学医学院院长的伯韦尔曾说过这样一段话："学生们往往觉得困惑：因为我告诉他们，在医学院所学的知识，其中有一半可能在 10 年后被认为是错的，更糟糕的是，没有哪个老师知道哪一半是错的。"

我们今天之所以对术后的认知功能怀有兴趣进行探讨和介绍，是因为我们依旧对临床和基础科研抱有热情，是因为我们想知道，过去知道的东西哪一半是错的。坚信终有一天，麻醉科医师能微笑着告诉患者："您可以放心，现在的麻醉，不会让您变笨。"

（沈　健）

20. 我孩子能实施半身、全身麻醉吗

小儿手术麻醉前，患儿家属经常会问："医生，可以帮我孩子打半身麻醉吗？我担心全麻以后我小孩学习不好。"那么，小孩手术麻醉到底选哪种麻醉方式好呢？

首先，手术麻醉方式的选择与手术部位、大小、体位以及患儿是否配合等因素有关。例如，有些手术时间较短的下腹部或下肢手术，对一些能够配合的大小孩我们可以选择椎管内麻醉（即通常所说的半身麻醉）。当然，椎管内麻醉也不是绝对安全，也会有一定的风险。例如，麻醉操作时产生的不适感可能会给小孩留下巨大的心理阴影；另外，行椎管内麻醉时如果小孩突然间不配合可能会导致严重的神经损伤。而且，大多数小儿无法完全在半身麻醉下完成手术，需要同时复合应用少量的镇静剂。

目前，全身麻醉仍然是小儿手术的最常见麻醉方式。那么，全身麻醉会不会影响小孩的智力呢？过去几十年，许多麻醉科医师和科研人员对这个问题进行了广泛的研究和讨论，在许多方面已经取得了很大的进展。美国食品药品监督管理局（FDA）根据目前相关研究对小儿全身麻醉发布了一些指导意见：例如，3岁以下儿童或在妊娠期最后 3 个月的妇女中，重复应用或长时间使用全身麻醉和镇静药物，可能会影响儿童大脑的发育。因此，一些短小的单次全麻手术是不会影响患儿智力的。对一些不会随着时间加重的择期手术，可以尽量推迟到 3岁以后再做。当然，对一些可能危及生命的急诊和急救手术，这些疾病往往保守治疗没用，拖时间长了可能会影响生命，所以这种情况下应该尽快手术，因为手术获益远大于麻醉药对智力的影响。

总之，麻醉科医师应该综合多种因素为患儿选择最佳麻醉方式。术前家长

对麻醉方式的理解以及术后心理疏导，可以明显减少对患儿麻醉的恐惧心理。

（徐道杰）

21. 剖宫产手术麻醉后会变笨吗

刚生好宝宝的新妈妈常常抱怨记忆力减退、反应迟钝、做事丢三落四，感觉自己变笨了，如果恰好是剖宫产分娩的，就会怀疑是不是麻醉造成的。其实，无论顺产还是剖宫产的新妈妈都会面临同样的问题，因此与麻醉没有丝毫关系。中国有句老话"一孕傻三年"，国外也称之为"baby brain"或者"pregnant brain"（孕傻）。换句话说，是怀孕生孩子本身造成了新妈妈出现这样的情况。那么，为什么会这样呢？

研究发现，这可能与孕产期激素水平的改变有关。怀孕后孕激素与雌激素水平明显升高，对孕妇的大脑神经元会产生影响，进而影响了认知和记忆。此外，也有科学家对刚生育的女性进行磁共振成像扫描，结果显示产后大脑特定区域内的脑灰质体积明显减少。众所周知，灰质主要控制着肌肉运动、感官体验、记忆、情绪等，灰质减少是否就是孕傻的科学依据呢？其实灰质减少的部位是大脑中处理及回应社交信号的区域，这种改变恰使产妇对自己孩子的亲密程度相对增高，正是为了回应宝宝的需求而让新妈妈脑内相关区域更高效工作所产生的适应性变化。

那么怀孕的妈妈到底记忆力是否减退呢？英国一项研究对未生育妇女和新妈妈的记忆力进行测试，结果发现两者并没有明显区别。可为什么还有很多新妈妈觉得自己"健忘""变傻"呢？一个事实是新妈妈产后常常不分昼夜照顾宝宝，严重睡眠不足、过度疲劳都会导致记忆力下降、健忘。因此，新妈妈不用担心因为怀孕而变"傻"，注意休息，保证睡眠，适度运动与加强营养，很快就能恢复以往的神采。

（黄绍强）

22. 为什么有的人手术后会恶心呕吐

手术后恶心呕吐（PONV）通常是指手术麻醉后 24 小时内发生的恶心呕吐，是手术后常见的并发症，总体发生率为 20%～30%。

我们每个人大脑内都有一个专门管理呕吐的中心：呕吐中枢。呕吐中枢可以感受到体内复杂微妙的化学物质的变化,包括视觉、嗅觉、味觉等的传入刺激,呕吐中枢就会对这些变化和刺激做出反应,产生恶心和呕吐。虽然呕吐中枢人人都有,但敏感程度也有不同。有些人更容易出现恶心和呕吐,这包括以下因素:患者因素(低龄、女性、非吸烟、有晕动病史、肥胖等)、麻醉因素(吸入麻醉药、阿片类镇痛药等)、手术因素(长时间手术、腹腔镜手术、胃肠道手术等)。因此,引起恶心呕吐的原因是多方面的。

术后反复出现恶心呕吐可造成患者明显不适和满意度下降,部分患者甚至可能出现严重的并发症,如伤口出血、伤口裂开、脱水、电解质平衡紊乱、误吸和吸入性肺炎等,延长患者的住院时间和增加医疗费用。虽然对于是否需要预防性给予止吐药存在争议,但大量的临床研究已证实了预防给药的疗效和必要性。确定患者发生 PONV 的风险,对中危以上患者应给予有效的药物预防。不同作用机制的 PONV 药物联合用药的防治作用优于单一用药,作用相加而副作用不相加。对低、中危患者可选用上述一或两种药物预防。对高危患者可用二至三种药物组合预防。如预防无效应加用不同作用机制的药物治疗。实施良好的术后镇痛、术前和术中充分补液、对高危患者尽可能避免全身麻醉都是减少 PONV 的有效手段。尽管预防和治疗的方法很多,但仍无法杜绝 PONV 的发生,该问题有待于进一步医学研究。

(徐海涛　沈伯雄)

23. 为什么有的人全麻后会喉咙痛

在通常情况下,给患者实施全身麻醉,让患者在失去意识的情况下,将一根特制的气管导管通过口腔或鼻腔通过声门插入气管内,它能便于保持患者呼吸道通畅,由麻醉机控制患者的呼吸。但气管是以软骨、肌肉、结缔组织和黏膜构成,管腔衬以黏膜,表面覆盖纤毛上皮。管腔黏膜上皮脆弱,在气管插管时,导管很容易撞在管腔的管壁上,或者损伤声带导致声音嘶哑,嗓子疼。有些特殊患者,先天性的声门狭窄,或者声带比较脆弱,当导管进了管腔,把管腔强行撑开了,时间久了,声门会疲劳甚至还有可能导致短时间失音,说不出话,表现为声音嘶哑和咽喉痛。好在这些轻微的损伤都会在短时间内恢复,不需处理就能康复,绝不会有后遗症。

如何尽量避免这些并发症呢?首先全麻诱导时要达到足够的麻醉深度;其次插管的时候,动作要足够轻柔;再者插管时在气管导管上适量涂抹一些有局麻、润滑作用的软膏,避免反复多次插管;插管后固定要妥当,不要让导管上下移动,反复摩擦容易损伤黏膜。虽然现在喉罩代替了部分插管,但术后喉咙或咽腔不适依然存在,在应用时仍需细致轻柔。

(徐维娟　郭建荣)

24. 为什么有的人半身麻醉后会头痛

"半身麻醉"指腰部椎管内麻醉,其中包括蛛网膜下腔麻醉,简称"腰麻",是下腹部及下肢手术较常用的麻醉方式之一。

麻醉科医师在患者腰背部用细针穿刺至蛛网膜下腔,注入一定浓度剂量的局部麻醉药,而产生半身麻醉。由于穿刺针尖是经蛛网膜和硬脊膜上穿了一个孔而到蛛网膜下腔,之后腔内的脑脊液就可能从这个小孔流出到硬脊膜外腔,导致蛛网膜腔内脑脊液减少,使颅脑内的压力下降,脑血管扩张,而产生头痛。典型的症状表现为直立位时头痛加重,而平卧后则好转。疼痛部位多为头枕部、顶部,偶尔也伴有耳鸣、畏光。女性的发生率高于男性,发生率与年龄成反比,与穿刺针的直径成正比。随着现代医学科技的进步,麻醉科医师使用的穿刺针越来越细,穿刺产生的孔径很小,临床上患者半身麻醉后头痛的发生率较早期已有大幅度减少。

如果发生了头痛也不要慌,卧床休息 3～5 天,穿刺孔闭合后,脑脊液停止流出,头痛就自行消失了;如果头痛明显时,告诉医生,医生会给患者服用镇静镇痛药,增加输液量,头痛也会缓解的。当然,也要注意是不是有感冒、感染、发热等。可以明确的是,这种头痛消失后,不会产生什么后遗症。

(刘　松)

—— 专家简介 ——

刘　松

刘松,上海市浦东新区周浦医院麻醉科副主任医师,擅长心胸外科、神经外科、老年患者等临床麻醉工作,同时开展治疗慢性疼痛、术后康复咨询指导工作。

25. 麻醉后为什么要去枕平卧

"枕头拿掉,平睡 6 小时",几乎所有手术患者返回病房后都会听到这不容置疑的嘱咐。难道所有的手术麻醉后患者都需要"去枕平卧"吗？

这种根深蒂固的观念源自于历史上蛛网膜下腔麻醉（腰麻）在麻醉学发展史上的地位和由此产生的影响。腰麻曾是应用最广泛的麻醉方法，限于当时的技术条件，此种方法引发了较多的腰麻术后头痛，也由此引发了对该并发症的较高关注，于是就将诸如"去枕平卧 6 小时"的护理常规写入护理学教科书。

"去枕平卧"预防腰麻后头痛的机制是消除直立位时脑脊液的压力梯度，防止或减少脑脊液从硬脊膜穿刺孔外流。尽管腰麻后头痛的原因很复杂，头痛的机制到目前为止也未完全明了，甚至存在争论。但比较公认的看法是蛛网膜下腔穿刺后脑脊液从硬脊膜刺破处持续流出、导致蛛网膜下腔内脑脊液压力降低所致。脑脊液减少导致它对大脑和脊髓组织的支撑减弱，患者站立时脑髓压迫枕部和大脑基底部的硬脑膜，同时牵拉小脑幕以及血管影响到痛觉敏感区而引起头痛，表现为颅脑空虚感、头晕、目眩。疼痛以枕部和额部的沉重感和牵拉痛为主。同时伴有恶心呕吐、短暂的视觉异常、听觉障碍等。另一个可能的原因是脑脊液丢失使脑血管反应性扩张以增加颅腔容量，血管扩张刺激了周围的张力感受器导致头痛，这种头痛主要以颞侧为主，类似偏头痛。患者临床症状表现各异。

腰麻后头痛最大的特点就是坐位或直立时发作或加剧，恢复平卧位后很快缓解。多发生在腰麻后 12～72 小时，一般 7～14 天消除。头痛发生与否的相关因素有年龄、性别、穿刺针类型、穿刺针直径、穿刺针尖斜面与硬脊膜纤维的关系、既往有无麻醉后头痛病史、偏头痛病史、有无反复穿刺操作、穿刺部位硬脊膜的厚度、穿刺的角度、局麻药中加入的辅助剂等。

可见，术后"去枕平卧"只是针对腰麻患者术后护理的，并非所有术后患者都需要。何况随着蛛网膜下腔穿刺针的技术改进，腰麻后头痛的发生率已由以前的 5％～26％下降为不到 1％，且症状轻，持续时间短，多数可自行缓解痊愈。

除前述的针穿刺技术改进原因外，还有舒适化医疗的发展趋势，即医疗服务全过程的无痛苦（低层次需求）和舒适（高层次需求）。至少在不影响患者的诊治和安全情况下，尽量减少患者的不适和痛苦。

而"去枕平卧"是一种强迫体位，不仅不符合生理习惯姿势，而且加重患者术后不适，造成不必要的紧张和应激，不利于术后康复。特别是对于一些脊柱有畸形和颈椎疾病的患者，去枕造成的不适可能引发更严重的后果，包括引起继发性颈椎性头痛或加剧。因此，结合临床实践和舒适医疗的要求，对"去枕平卧"恐怕要更强调"平卧"，而非必须"去枕"。

此外，按照术后护理常规上的说法，"去枕平卧"还有预防呼吸道阻塞和胃内容反流误吸的作用。我们不妨从临床实践的角度进行科学探究。

去枕平卧真的能预防呼吸道梗阻，有利于呼吸道畅通吗？平卧后，只会使舌根和其他颈部组织后坠更厉害。在对阻塞性呼吸暂停综合征患者的麻醉管理中，采用诱导期抬高头部、苏醒期时在半卧位下进行复苏和拔除气管导管，就是为了防止平卧位时舌后坠可能造成气道梗阻缺氧。在临床麻醉中对那些刚拔除气管导管、有些舌后坠的患者采用抬高上半身能迅速改善患者的气道阻塞和通气情况就是这个道理所在。

直立行走是人类进化的结果，是符合人体生理的最佳位置。水平卧位让承担气体交换功能的残气量降低，肺泡通气减少，这是术后患者平卧后缺氧的主要原因，尤其是肥胖患者。对于那些神志未完全清醒的术后患者，只要不是手术必需的体位，适当抬高患者的背部和头部是完全可以做到的。而对于完全清醒患者早期采用半卧位，这些措施都可使膈肌下移，增加肺活量和有效换气量，使血氧饱和度升高，同时增加回心血量和心搏血量，促进全身血液循环，有效改善缺氧状态。

所以，无论对术后神志清醒或未完全清醒患者，"去枕平卧"对畅通气道都没有任何帮助，显然也不能防止气管阻塞。再者，"去枕平卧"使颈部肌肉处于过伸的紧张状态，同时舌根和其他颈部组织后坠，严重影响了防止反流误吸的吞咽和咳嗽这些保护性反射的进行。就如我们平卧位时很难顺利吃、吞咽食物一样。特别对于驼背患者，去枕后，整个头似乎悬吊在半空中，哪谈得上平卧？其不适和痛苦可想而知。对于他们，最重要的是要"平卧"，而非"去枕"。

研究已经证明，平卧位比半卧位更容易引起反流误吸。半卧位患者，首先胃内容物不会很容易被动进入喉部，即使到了喉部后，因为膈肌位置较低，由前述可知，肺通气量较平卧位大，咳出胃内容物的力量更大，可更好发挥咳嗽和吞咽反射的保护作用。

总之，在追求安全、舒适化医疗的今天，我们应该抛弃一些不合时宜的陈规陋习，更新知识。对于术后患者显然不能一成不变地采取"去枕平卧 6 小时"体位，即使是腰麻患者也要根据患者情况来综合考虑。应该强调"平卧"而非必须"去枕"。而对于腰麻术后头痛高危患者也可以适当延长平卧时间。对其他麻醉方法的术后患者根本就不需要"去枕平卧"。尤其对一些脊柱畸形，如驼背，或颈椎疾病的患者更不能用过时的习惯和经验来让患者采用强迫体位，不但增加患者的不适、痛苦，甚至可能导致一些其他并发症。

（程华春）

26. 分娩期间是否可以吃东西

我国的传统习惯告诉产妇,在生产期间要费很多力气,持续时间也可能比较长,因此往往拼命给产妇吃东西,甚至各种补品。其实这是有很多问题的,例如产妇在生产过程中是否吃得下东西,所吃的东西是否能够被及时消化吸收,吃下的食物或者补品是否能够起到希望产生的效果,等等。

从能量上而言,产妇在生产过程中处于一种应激反应,机体会全方位地调整代谢状态,为生产过程提供足够的能量,也就是说这个时候产妇的血糖等指标水平不会因为禁食而过低,除非她有糖尿病或者其他因素。

此外,由于怀孕期间膈肌上抬等原因,消化道受到挤压,这个状况在生产用力时更为加重,不仅吃下去不容易,吃下的东西也有呕吐的风险。呕吐才是真正的危险,一旦食物误吸入肺里后果可想而知,产妇和胎儿对缺氧的耐受能力都是很差的,后果很严重!

因此,为了保障安全,无论自然分娩还是剖宫产手术,医生都要求产妇或者患者在术前禁食一段时间。一般而言,如果即将进行剖宫产或者分娩,之前的 2 小时内不能吃任何东西。

有时候的确难以确定准确的时间,那么在等待期间饮用一瓶 500 毫升左右的清饮料是可以接受的,也就是水、不含果肉颗粒的果汁、碳酸饮料、清茶、清咖啡和运动饮料等不含有固体或者不溶性微粒的饮料。但一定要知道:单纯的液体比固体误吸造成的危害大许多。

如果已经吃了东西马上又要手术那就必须把吃的时间、内容和数量如实告知医师,以做相应准备。如果有肥胖、糖尿病或者其他特殊情况,那么吃东西另当别论,必须得到医师的指导。

(唐　俊)

27. 剖宫产后用的镇痛泵对哺乳有没有影响

镇痛泵,也叫患者自控镇痛 PCA,其实是一个自动注射止痛药物的装置。在手术结束后,麻醉科医师会将该装置连接到患者的静脉导管或者背后的硬膜外导管上,它会根据医师的设定自动给予止痛药物。如果觉得还是比较痛,患者可以按压机器上的按钮,自己控制加药,更加适合每个人不同的需求。与无痛分娩一样,镇痛并非完全不痛,它仅仅是减轻疼痛,如果依旧疼痛难忍,还是需要请医师进一步处理或者寻找其他原因,以免贻误诊治。镇痛泵内给予的镇痛药对婴儿几乎没有什么影响,不必担心正常的哺乳。

（唐　俊）

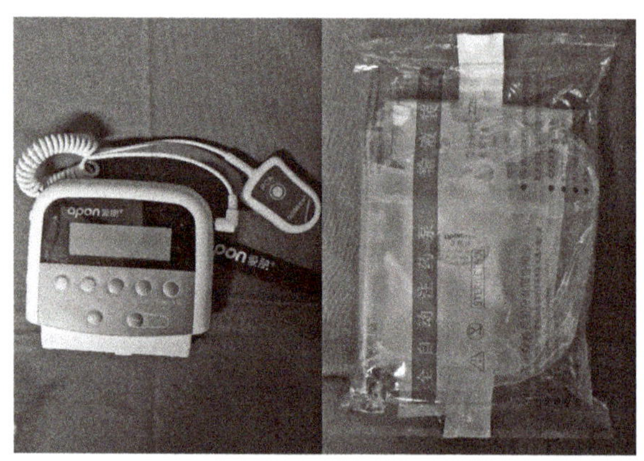

▲ 镇痛泵

28.　回病房后浑身发抖和麻醉有关吗

　　经常有患者在手术后主诉寒冷甚至发抖,给术后恢复造成影响,老年人和婴幼儿尤其明显。引起术后低体温的因素很多,例如患者年龄、手术部位、手术时间长短等,无论全身麻醉或者半身麻醉等都可能发生。还经常有产妇在手术或回到病房后有寒战,这有几方面原因:一是周边环境温度可能过低,引发机体产热反应;二是麻醉阻断了身体的部分温度感觉神经,使机体对外界温度的感觉发生了偏差,从而启动了肌肉抽搐以产生热量。

　　对于寒战的处理,我们建议在患者在恢复期注意适当的保暖,比如加盖较厚的被褥等,但是千万不要使用电热毯、电热水袋之类的加温设备。因为在麻醉恢复期,肢体对温度尚未恢复正常感知,如果加温设备温度过高,肢体无法感觉,可能会发生烫伤。

（唐　俊）

29.　高血压患者能做无痛内镜吗

　　如今,肠镜检查正成为人们防病的重要手段之一,是发现早期大肠病变的

"利器"。上海市疾病预防控制中心建议，50 岁以上的健康人群，每年体检中最好加做一次肠镜。但是有的患者因为听说肠镜检查会很痛、很难受，加上自己又患有高血压，怕耐受不了，便拒绝做肠镜。这时候，医师就会向患者推荐无痛肠镜技术。它是内镜技术与麻醉技术的结合，麻醉科医师会先为患者注射起效快、作用时间短、效果确切的麻醉药，使患者在数秒钟内失去意识，保证患者在整个肠镜检查时都处于这种状态，从而使检查顺利完成；检查结束后不久，患者就能马上苏醒。

在整个检查过程中，患者就像是睡了一觉，所以感觉不到肠镜检查的不适，如此也可以减少患者的恐惧心理。也正是因为患者在肠镜检查中没有任何不适感觉，使得呕吐和胃肠蠕动减少，便于医师发现微细病变，从而增加检查的成功率。因此，无痛肠镜无论对于患者还是对于医师都是非常有利的。

当然，在做麻醉评估时，一些不适合麻醉条件的患者，就会无法接受无痛肠镜。比如，有严重阻塞性肺部疾病、睡眠呼吸暂停综合征、过度肥胖者，评估有困难气道、严重心动过缓、病态窦房结综合征者，以及无人陪护者、吸毒者等。

高血压患者并不属于无痛肠镜的禁忌人群，只要按时服药，将血压控制在正常范围内，即可进行无痛肠镜检查。此外，通过合理用药、改变生理指标以符合检查的人群还有糖尿病患者，将血糖控制在正常范围内也可接受检查。

另外，曾患有心、肺、肝、肾及血液或全身疾病的人（包括既往药物过敏史、近期手术史、治疗史及麻醉史等），或者 60 岁以上（包含 60 岁）的患者，术前请做好心电图常规检查，这对麻醉科医师评估您的身体状况能否耐受检查会很有帮助。

（朋立超）

—— 专家简介 ——

朋立超

朋立超，主任医师，硕士生导师。现任复旦大学附属上海市第五人民医院麻醉科主任。擅长老年患者手术、颅脑手术的临床麻醉及围手术期的处理，围手术期综合节约用血技术。

30. 什么是自体输血

目前，自体血回输有三种方法：预存式自体输血、稀释性自身输血、回收式自体血液回输。临床常用的就是回收式自体血液回输，用血细胞回收机，利用负压吸引装置将患者手术创腔内流失的血液收集到无菌瓶内，通过过滤、分离、清洗、净化等，再输入患者体内。这是一种安全、有效、简单、易行、节约血源的好方法。

利用自体血液回输技术，不但能及时提供与患者完全相容的、常温的同型血液，回输的浓缩红细胞活力较库血好，运氧能力强，更能杜绝因异体输血感染一些病毒的危险。从费用上讲，一套耗材 1 500 元左右。对少数罕见血型、骨科大手术或术中出血较多的抢救患者有着重大意义，扩大了血源，使废物再次利用，是血液保护、节约用血的可靠措施。自体血液回输虽然好，也有一些禁忌。如血液流出血管外，超过 6 小时；血液被细菌、粪便、羊水或消毒液污染；怀疑血液含有癌细胞等情况下都不适合自体血液回输。

自体血液回输始于英国，第一次世界大战中，在德国应用广泛。很多国家临床救治已全面推行自体输血手术。近年来自体输血技术在国内手术中应用也逐渐增多，并被普遍关注和接受。例如创伤、战伤中的大出血抢救；心脏、大血管外科手术；骨科手术；妇产科大出血手术；器官（心、肝、肾）移植手术等，越来越多地使用自体血液回输。相比之下，异体输血会抑制患者的免疫功能，增加手术后伤口感染的危险性，同时也不利于患者伤口的愈合。特别是对于已经到来的全面两孩时代，头胎剖宫、瘢痕子宫的产妇大量增加，其中 30％ 有术中大出血的风险。对于大出血的危重产妇，自体血液回输将成为重要的救治方式。

（蒋克泉）

—— 专家简介 ——

蒋克泉

蒋克泉，复旦大学附属上海市第五人民医院麻醉科副主任、副主任医师。擅长临床麻醉及疼痛治疗。

CHAPTER THREE

微辞典

1. 全身麻醉

是指全身麻醉药物通过吸入或注射方式进入患者体内,对患者中枢神经系统产生暂时抑制作用,患者临床表现为意识消失、痛觉抑制和肌肉松弛。全身麻醉药对中枢神经系统的抑制是可控和可逆的,当药物代谢后患者的意识及各种反射逐渐恢复,称为全麻苏醒期。临床上常用的全身麻醉方法有吸入麻醉、静脉麻醉和静吸复合麻醉。

(徐道杰)

2. 椎管内麻醉

是指将局麻药注入患者的蛛网膜下腔或硬膜外腔,阻止相应脊神经根电活动的传导,从而使该神经根支配的相应区域产生麻醉作用。根据注入位置不同,可分为蛛网膜下腔阻滞(又称脊麻或腰麻)、硬膜外阻滞、腰硬联合阻滞和骶管阻滞。椎管内麻醉阻滞作用是可逆的,阻滞时间与局麻药作用时间有关,随着局麻药的代谢,神经阻滞作用也逐渐消失。椎管内麻醉适用于一些下腹部和下肢手术的麻醉和术后镇痛。

(徐道杰)

3. 外周神经阻滞麻醉

将局麻药注射于患者的神经干、丛或神经节周围,暂时阻滞其冲动的传导,使受它支配的区域产生麻醉作用,称为外周神经阻滞。根据阻滞部位,可分为:肋间神经阻滞、指(趾)神经干阻滞、颈丛神经阻滞、臂丛神经阻滞。禁忌证:穿刺部位有感染、肿瘤、严重畸形致解剖变异、严重凝血功能障碍者以及对局麻药过敏者。神经阻滞应该高度警惕局麻药毒性反应的发生。

(吕　欣)

4. 未插管全麻(镇静)

非插管全麻就是不进行气管插管的全身麻醉,也可以理解为镇静深度的加深。通常指患者呼吸反应迟钝或抑制,不能唤醒的状态。由此可见,非插管全麻事实上是介于镇静和插管全麻之间的一种状态。非插管全麻是一项技术要求很高的麻醉操作过程,既要求达到手术操作时患者遗忘、神志和痛觉消失、反射抑制的全麻要求,同时又要求患者保持自主呼吸。

(程华春)

5. 清醒气管插管

指在患者意识消失之前进行的气管插管,主要适用于那些不能耐受快速全麻诱导过程的患者。有些患者存在气管结构变异,或者因口、咽部或其他组织疾患导致张口困难。这类患者一旦快速麻醉诱导后,存在常规方法插管困难的风险。而清醒插管由于在插管前保持了喉部及咽部的肌张力,保留患者的自主呼吸,同时使用一些可视设备来引导气管插管,故安全性更高。是否采用清醒插管一般由麻醉科医师视具体情况决定。清醒插管操作需要患者的配合,医师也会给予患者少量镇静和镇痛药物来减轻插管操作时的不适。

(孙　宇)

6. 气管导管

是一种由氯乙烯制成的通气管,是全麻患者或呼吸抑制患者的生命通道,其近端可与呼吸辅助设备相连进行辅助通气,远端直接插入患者的气管内。大多数女性患者气管导管比同龄男性患者小一号,小儿气管导管大小、插入气管深度与患儿年龄有关。气管导管可经口或鼻插入,需要经过专业培训合格的麻醉科医师操作。

(徐道杰)

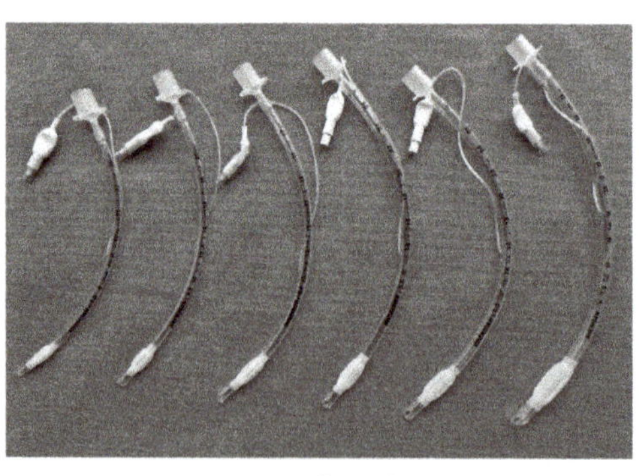

▲ 气管导管

7. 喉罩

是一种特殊型的通气管,其远端连接一个用硅橡胶制成的椭圆形气囊,大小恰好能盖住喉头,近端与呼吸辅助设备相连进行辅助通气。喉罩已广泛应用于全身麻醉和呼吸抑制患者的紧急抢救。与气管内插管相比,喉罩具有以下优点:置入便捷,刺激小,患者易于接受;对血流动力学影响小;术后较少发生咽喉痛,并发症少;操作简单,容易掌握,不需要任何辅助手段。对于饱胃及存在呕吐反流误吸风险、口咽解剖结构异常等高危因素的患者慎用喉罩。

(徐道杰)

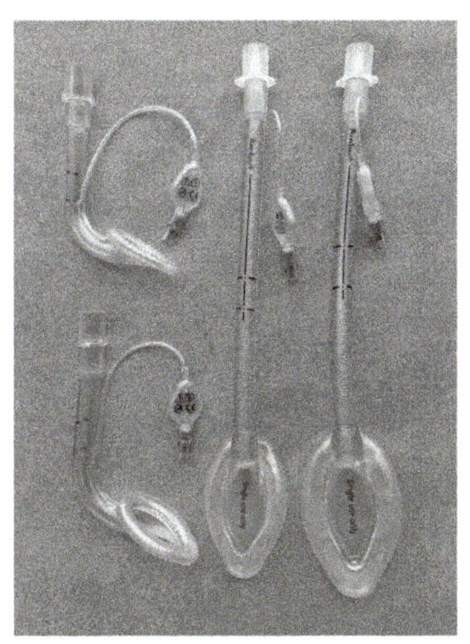

▲喉罩

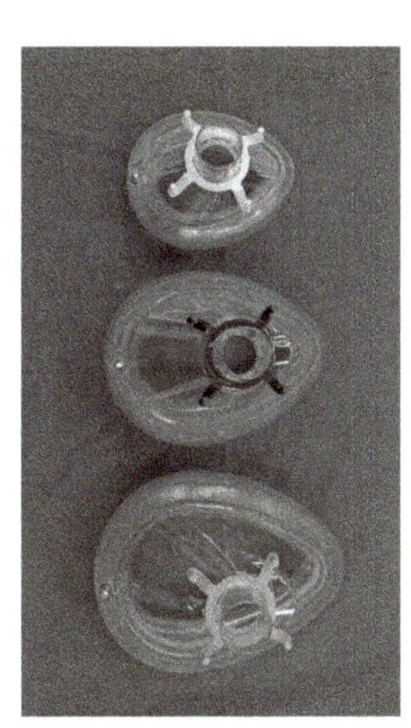

▲面罩

8. 面罩

指的是临床麻醉中使用的呼吸面罩,主要用途是控制呼吸面罩给氧以及自主呼吸时面罩吸氧。面罩在设计上强调可以完全覆盖口鼻,形态上便于手法扣面罩给氧,也有带有固定带的设计便于面罩吸氧时固定。在实施全身麻醉时,首先让患者面罩吸氧,然后扣紧面罩开放气道实施面罩控制呼吸,充分去氮给氧,因此是麻醉的常用工具。同时,也应用于急救气道干预等场合。

(宋哲明)

9. 咽喉镜

又称喉镜。用于观察咽喉部结构，并根据情况做出诊断和治疗决策的医用设备。广义范围的咽喉镜不仅指麻醉科的各种喉镜，也包括五官科的间接喉镜、直接喉镜、支撑喉镜、悬吊喉镜、纤维喉镜、电子喉镜、频闪喉镜。

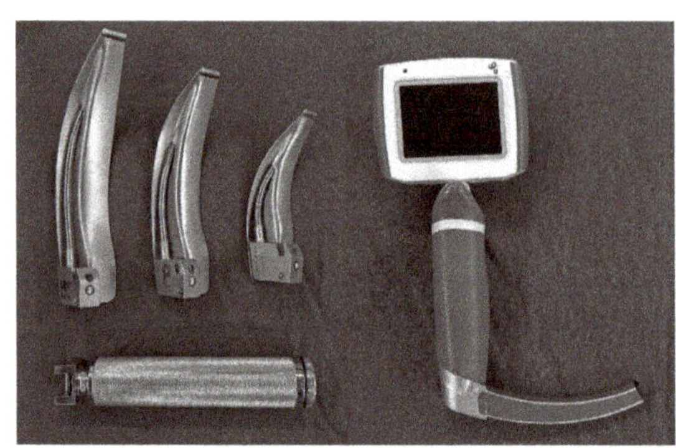

▲ 咽喉镜

（程华春）

10. 血气分析

血液像一艘船，不断把从肺吸进的氧气运送到全身组织细胞，同时又把组织细胞代谢后产生的二氧化碳运送到肺然后呼出。血液内酸碱度（pH）、氧分压（PO_2）、二氧化碳分压（PCO_2）及碳酸氢根离子（HCO_3^-）、钾钠氯离子等指标的终浓度需要维持在一个相对的正常范围内，这就是所谓的内环境稳态。危重患者内环境紊乱可危及生命，所以需要进行血气分析。

血气分析通常需要采 1～2 毫升动脉血（需要少量肝素抗凝、隔绝空气）然后通过血气分析仪检测出上述一系列指标。

pH 参考值为 7.35～7.45，＜7.35 为酸中毒，＞7.45 为碱中毒，7.35～7.45 可能正常，也可能存在混合性酸碱平衡失调。

PO_2 参考值为 80～100 毫米汞柱，低于 60 毫米汞柱即诊断呼吸衰竭。

PCO_2 与 HCO_3^- 参考值分别为 35～45 毫米汞柱和 22～27 毫摩/升，是判断各型酸碱中毒主要指标。其中 PCO_2 是判断呼吸性酸碱平衡指标，反应呼吸代偿情况;而 HCO_3^- 是判断代谢性酸碱平衡指标,反应肾脏代偿情况。

(吴贵龙)

11. 外周静脉置管

在麻醉实施中,必须保持静脉输液通畅,通常进行浅表静脉穿刺并留置套管针,称为外周静脉置管。与通常输液用头皮针(钢针)不同,外周静脉置管需要一段相对平直的静脉留置导管。常使用上肢与手背静脉做静脉穿刺,但对于儿童穿刺困难或遇到不能选择上述部位时,也可以选择头静脉、贵要静脉、足背静脉、大隐静脉的浅表部位静脉等。输液间歇外周静脉置管必须肝素封管,以防血栓形成而堵塞。

(何振洲)

12. 有创动脉血压监测

将无菌导管通过穿刺,置于被测部位的血管内(桡动脉、肱动脉、足背动脉等),导管的外端直接与压力传感器相连接,由于流体具有压力传递作用,血管内的压力将通过导管内的液体传递到外部的压力传感器上,从而可获得血管内实时压力变化的动态波形,通过特定的计算方法,可获得被测部位血管的收缩压、舒张压和平均动脉压。有创血压是临床上广泛应用于重大手术或危重患者血液动力学监测的主要手段,可以及时和准确的监测患者的血压变化。

(王震虹)

13. 中心静脉置管

是指经体表穿刺至相应的静脉后放置导管至大血管腔内或心腔。临床常用的置管途径包括颈内静脉、颈外静脉、锁骨下静脉和股静脉。目前该治疗手段已在临床广泛应用,尤其是重症病房、大手术和危重患者的诊治,其适应证包括中心静脉压测定、外周静脉通路建立困难、需快速补液而外周静脉无法满足、长期输液、静脉化疗、胃肠外营养、心导管检查、介入治疗等。深静脉置管术基本上是安全的,罕见的并发症包括:气胸、感染、静脉血栓等。

(何振洲)

14. 无痛分娩

医学上称为"分娩镇痛",即使用各种方法减轻分娩时的疼痛。常用方法包括非药物性、药物性镇痛两大类。非药物性镇痛包括精神安慰法、呼吸法等,对产程和胎儿无影响,但镇痛效果差。药物性镇痛中目前公认效果最确切的是硬膜外分娩镇痛,由麻醉科医师在产妇腰椎间隙穿刺成功后,留置导管于硬膜外腔,外接镇痛泵,产妇根据疼痛程度自我控制给药直至分娩结束。用于镇痛的麻醉药浓度低,约为剖宫产时的 1/10,可控性强,对产程和胎儿影响很小,是首选的分娩镇痛法。

(黄绍强)

15. 吸入麻醉药

是指经呼吸道吸入进入人体内并产生全身麻醉作用的药物。可用于全身麻醉的维持,有时也用于麻醉诱导,具有镇静和镇痛作用,可通过调节吸入气体中的药物浓度加以控制麻醉时的麻醉深度。多为挥发性液体(如地氟烷、七氟烷、异氟烷、恩氟烷、氟烷、乙醚等),少数为气体(如氧化亚氮),均可经呼吸道迅速进入人体内而发挥麻醉作用。麻醉的深度多随脑中麻醉药的分压而变化;麻醉的诱导和苏醒的速度,取决于组织中麻醉药张力的变化速度。吸入麻醉时的麻醉深度可通过调节吸入气体中的药物浓度加以控制。

(陈前波　陆智杰)

16. 静脉麻醉药

经静脉注射进入体内,通过血液循环作用于中枢神经系统而产生全身麻醉作用的药物。优点:使用方便,不需要特殊设备;不刺激呼吸道;无燃烧、爆炸危险;不污染手术室空气;起效快。主要缺点:麻醉作用不完善,无肌松作用,除氯胺酮外,无明显镇痛效果;麻醉深度不易掌握,排出较慢,苏醒较慢,术后有倦怠和嗜睡。目前临床常用的静脉麻醉药有丙泊酚、氯胺酮、右美托咪定等。

(陈前波　陆智杰)

17.　阿片类镇痛药

这是一种麻醉性镇痛药。最原始的阿片类镇痛药提取自未成熟的罂粟蒴果浆汁。阿片类镇痛药能与体内的阿片类受体结合，产生强大的镇痛作用。同时，也能带来镇静、催眠和止咳等作用，甚至是呼吸抑制等严重副作用。"阿片"是其英文名称"opioid"的中文发音谐音。阿片类镇痛药也存在上瘾的可能性。因此，随着舒适化医疗和神经阻滞技术的运用，阿片类镇痛药在麻醉和手术中的用量逐渐减少。

（薄禄龙）

18.　非甾体类镇痛药

这是一类具有解热、镇痛、抗炎作用的药物，由于其化学结构和抗炎机制与糖皮质激素等经典的甾体类药物所不同，但药理效应与之类似，所以称作非甾体类镇痛药。在麻醉手术中，常用的非甾体类镇痛药包括氟比洛芬、保泰松、布洛芬、塞来昔布。这类药物通过抑制环氧化酶（COX）发挥抗炎镇痛的作用。人体内环氧化酶有两种，也就是 COX-1 和 COX-2。麻醉科医师希望非甾体类药物仅作用于 COX-2，这样能最大化降低因作用于 COX-1 而导致的胃肠损伤、血小板功能抑制等副作用。

（薄禄龙）

19.　肌肉松弛药

简称肌松药。人之所以能跑动跳跃，都依赖骨骼肌的有序收缩。肌松药能够阻断骨骼肌运动终板膜上的特殊受体，最终导致肌肉的松弛。麻醉手术中应用最早的一种肌松药叫筒箭毒碱，是从南美洲防己科和番木科植物筒箭中提取的生物碱。之所以有"箭毒"二字，是因为南美洲印第安人用上述植物制成的植物浸膏涂于箭头，动物中箭后四肢肌肉松弛，从而容易捕捉。肌松药在手术麻醉中的使用十分安全，可以消除肌肉张力，使手术切口暴露更加清楚。

（薄禄龙）

20. 局部麻醉药

这是一种能够产生局部麻醉作用的药物。它能在用药局部可逆性地阻断感觉神经冲动的发生与传递。也就是说，它只在用药的局部产生麻醉作用，而人是清醒的。比如说，拔牙时在牙龈局部注射局麻药，就会使令人恐惧生畏的拔牙变得轻松无痛。局麻药有多种类型，应用方式和方法也存在区别。比如，孕妇在接受剖宫产手术时，接受椎管内麻醉，注射的就是局麻药。此时，孕妇是清醒的，而腹部以下部位却不会感觉到疼痛，这完全归功于局麻药对脊髓神经的阻断作用。等局麻药代谢后，药效逐渐消失，下半身的感觉和运动功能便逐渐恢复。

（薄禄龙）

21. 过敏反应

又称变态反应。有的人吃了鱼虾后，会腹痛、腹泻甚至呕吐；有的人饮一点儿酒后，便皮肤瘙痒，出现红色团块斑丘疹；有的人吸入花粉后，会发生鼻炎或哮喘；严重一点的，有的人注射青霉素后会发生休克。这些都是过敏反应。过敏反应是指已产生免疫的机体在再次接受相同抗原刺激时，所发生的组织损伤或功能紊乱的反应。过敏反应的严重程度不一，其特点是发作迅速，反应强烈。在手术麻醉中，麻醉科医师会严密监护患者的生命体征和数据，谨防过敏反应的出现。一旦发生过敏反应，也有完备的处理流程来应对。

（薄禄龙）

22. 输液反应

输液反应是由于静脉输注液体所引起的不良反应的总称。如果可以明确是某种药物引起，则称为药物不良反应。输液反应一般在输液后 15 分钟至 1 小时内发生，出现冷感、寒战、发热等症状，在停止输液后数小时内可恢复正常。引起输液反应的原因较多，例如液体生产过程中，把关不严格导致杂质混入，则容易出现输液反应。部分免疫功能较差或脑血管系统疾病的患者，对细菌内毒素敏感性高，输液反应发生率也会较高。一旦发现输液反应，应立即停止输液，并查找原因，予以相应处理和治疗即可。

（薄禄龙）

23. 输血反应

是指在输血过程中或结束后，因输入血液或其制品或所用输注用具而产生的不良反应，分为三种。①免疫性输血反应：包括溶血性输血反应、非溶血性发热性输血反应、过敏性输血反应、输血相关性急性肺损伤、输血相关性移植物抗宿主病、输血后紫癜等。②非免疫性输血反应：包括细菌污染反应、低温反应等。③其他的非免疫输血反应：较少见，包括广泛微小血管栓塞、低钙血症、高钾血症等。

（徐维娟　郭建荣）

24. 大出血

大量失血并无完全统一的定义，通常是指 24 小时内丢失一个自身血容量或 3 小时内丢失 50％自身血容量。若按出血速度成年人达到 50 毫升/分，或出血速度达到 1.5 毫升/（千克·分）超过 20 分钟。失血量 20％～50％时，超过机体代偿能力，剩余红细胞的携氧能力不能维持机体需要，影响组织代谢，必须输注一定量的红细胞；失血量超过 50％时，除了输注红细胞，还必须输注新鲜冰冻血浆及白蛋白；失血量超过总血容量时，还要加用血小板和冷沉淀等凝血物质。

（徐维娟　郭建荣）

25. 大量输血

分国内、国外两种标准。

（1）国内：大量输血是指一次输血量超过患者自身血容量的 1～1.5 倍，或 1 小时输血超出自身血容量的 1/2，或输血速度达到 1.5 毫升/（千克·分钟）。

（2）国外：大量输血是指 24 小时输血量大于患者全身血容量，或 24 小时输注红细胞量超出 20 个单位，或 1 小时输注红细胞量超出 10 个单位。大量输血的目标：通过恢复血容量和纠正贫血，维持组织灌注和氧供；阻止出血（同时积极治疗外科和产科原发病）；科学合理输血，降低输血风险，提高抢救成功率。

（徐维娟　郭建荣）

26. 术后寒战

寒战是骨骼肌不随意的节律性收缩表现，是指机体处于寒冷的环境中，散热量显著增加导致骨骼肌发生不随意的节律性收缩，通常是机体对寒冷的体温调节反应。人体体温调节系统通常将中心体温设定在 37 ℃，低体温是指中心体温低于 36 ℃。术后寒战是机体应对低体温的一种生理反应，是全身麻醉术后常见并发症之一。尽管寒战是机体的自然生理反应，但它对于麻醉手术后的患者而言却是一种应激反应，对患者生理和心理均会造成不良影响。

（金善良　沈伯雄）

27. 术后谵妄

谵妄是一种急性脑功能紊乱状态。常见症状：思维紊乱，表现出异于平时的迟钝或亢奋，不能明确当下时间地点，对事物的判断与周围环境相差甚远，出现各类幻觉，症状波动不定，时好时坏，不能入睡或难以唤醒，失去一定程度的自制力，做出对自己及周围人的伤害性举动。治疗方案：与患者进行术前沟通缓解不适情绪；积极处理疾病因素；加强术后护理，减少不良刺激；必要时应用药物治疗，适当镇静，控制精神状态，改善患者睡眠。

（苏殿三）

―― 专家简介 ――

苏殿三

苏殿三，上海交通大学医学院附属仁济医院麻醉科副主任医师，擅长心脏病患者非心脏手术的麻醉。

28. 术中唤醒

是指在功能神经外科手术、脊柱矫形手术或是脑功能区肿瘤切除等手术中，将患者从麻醉状态下唤醒以配合手术医师评估，从而最大限度达到手术目的又能够尽量保留患者的功能。麻醉方法主要包括麻醉监护（MAC）及睡眠-唤醒-睡眠（AAA）。其目标在于保障患者合作及生命体征稳定，并且使患者对手术过程无记忆以避免对患者造成精神伤害。

（王海莲）

29. 术中控制性降压

在围手术期单独或联合应用麻醉药物、降压药物及椎管内麻醉技术等，使患者收缩压降至 80～90 毫米汞柱、平均动脉压 50～65 毫米汞柱或是血压较基础值降低 30％。其目的是使手术野出血减少，术野显露清晰，方便手术操作；降低血管壁张力，减少因手术操作导致的血管壁破裂，减少输血概率。因此，该技术适用于心脏手术、肝移植手术、颅内动脉瘤手术、骨科大手术及内镜手术等。但合并心、脑、肝、肾等重要脏器功能障碍或缺血高危因素的患者禁忌使用此技术。

（王海莲）

30. 静脉局部麻醉

静脉局部麻醉又称为比尔阻滞，是德国外科医师奥古斯特·比尔于 1908 年发明的一种麻醉方法，一般用于四肢的短小手术。操作方法是在手术肢体的近端放置止血带，然后在该肢体远端的静脉内注射局部麻醉药，使该肢体麻痹以便于手术。该方法具有用药经济、效果可靠、操作简便和恢复迅速的优点。但需要注意的是受组织缺血时间的限制，该方法只能用于不大于一小时的短小手术，并且为了防止局部麻醉药的全身毒性，药物选择和止血带的释放过程需要慎重。

（唐　俊）

31. 无痛人流

人流是一种简称，医学上称为人工流产，是指使用手术器械把胚胎组织和胎儿吸引或者钳引出来以终止妊娠的手术。无痛人流即由麻醉科医师静脉注射全身麻醉药、在患者意识消失后实施的人工流产手术，麻醉药起效快，手术时间短，术中无感觉且术后苏醒迅速，是目前广为接受的流产方式。出于麻醉安全考虑，手术前应常规禁饮禁食，以防胃内容物反流误吸造成严重危害。术后至少 24 小时不能驾驶，不能操作电动工具或从事其他需要注意力高度集中的工作。

（黄绍强）

32. 麻醉深度

针对全身麻醉而言，全麻基本要素包括意识消失、肌肉松弛和对伤害性刺激的抑制几方面。麻醉深度的定义随临床实践所用药物的发展而发展，目前尚有很多争议，但意识消失是全麻最基本的要素，因此比较成熟的麻醉深度监测指标也是来源于对不同意识水平脑电图的分析，其中脑电双频指数（BIS）应用最广。临床上麻醉偏浅容易发生术中记忆和知晓，但麻醉过深也带来安全、苏醒延迟、费用增加等问题。因此，术中需结合患者临床体征和各种监测指标及时、仔细地判断麻醉深度，防止过深或过浅。

（黄绍强）

33. 气道高反应

是指气道受到某种理化或过敏原刺激而发生缩窄的程度，如果这种刺激在正常人呈无反应状态或反应程度轻，而在某些人却引起明显支气管狭窄，造成气道阻力增加、呼吸困难，称为气道高反应性。炎症是导致气管高反应性最重要的原因。哮喘、慢性支气管炎、肺气肿、过敏性鼻炎和呼吸道感染的患者都可能出现气道高反应状态。这些患者如接受全麻，在插管或拔管时就可能存在严重风险。因此，急性上呼吸道感染患者的择期手术最好在治疗好转后施行；慢性呼吸道疾病患者，术前酌情考虑应用抗生素；哮喘患者发作期宜择期手术，缓解期手术时也应备好支气管扩张剂。

（黄绍强）

34. 单肺通气

肺隔离技术使单侧肺通气得以实现。单肺通气是指给一侧（左侧/右侧）肺进行通气，而另一侧未通气侧肺内的残留气体被机体吸收后，该侧肺的体积明显减小，胸腔内的可操作空间变大，一切就变得"一目了然"。自 1931 年首次报道在胸科手术中采用单肺通气技术后，肺部手术得以飞速发展，外科医师可以进行更为安全和精准的肺部操作。而对于胸腔内的其他手术而言，单肺通气改善了手术野，使外科医师的操作更为稳妥和从容。借助双腔气管导管、支气管阻塞导管和支气管导管等工具，单肺通气在胸外科领域中得以广泛应用。

（方 芳 仓 静）

35. 肺隔离

肺隔离广泛应用于胸外科手术。肺隔离意味着把左右两侧的肺分隔开来，达到在结构和功能上相互独立的目的。其主要适用于以下情况：提供良好的手术视野，如肺、纵隔、心脏、胸部大血管以及食管的手术；防止患侧肺的血液、脓液和分泌物污染对侧健康的肺，如支气管扩张、肺部脓肿和咯血的患者；进行单侧肺通气(手术需要或者支气管胸膜瘘的治疗)。实施肺隔离技术需要借助特殊的工具，主要有以下几种：双腔支气管导管、支气管阻塞导管和支气管导管。

（方 芳 仓 静）

36. 麻醉与肿瘤免疫

以前普遍认为麻醉仅是手术前的一种短暂医疗行为，与肿瘤术后的复发转移并无太多关联。麻醉对于肿瘤术后复发转移及对机体免疫功能的影响即便在学界内也并未广泛接受。越来越多研究揭示：不同的麻醉药物可通过降低手术应激炎性反应减轻人体免疫功能抑制，部分麻醉药物更可直接影响肿瘤细胞黏附、迁移、增殖及代谢从而降低肿瘤术后复发率，不同的麻醉方法亦可对患者术后的免疫功能产生不同影响。虽然麻醉药物或麻醉方法如何作用于机体免疫系统介导机体免疫细胞功能障碍的确切机制尚不清楚，但其重要作用已受到广泛关注。

（沈 健）

37. 全麻诱导

在全身麻醉开始时，需要一个把患者从清醒状态转换为"睡眠"状态的过程。这个过程需要应用单种药物或多种药物来诱导患者失去意识。药物可以通过静脉或吸入途径进入人体，从而达到催眠和/或镇痛、肌松以及抗伤害性刺激的效果。全麻诱导除了导致患者处于无意识状态外，更重要的是在此过程中建立人工气道，即所谓的气管插管或喉罩置入。这个过程常常引起呼吸和血流动力学等生理波动，因此麻醉科医师常常把此类比为"飞机的起飞"，力求可控、平稳、安全，为进入下一阶段"麻醉维持"建立良好的基础。

（张　军）

—— 专家简介 ——

张　军

张军，主任医师，博士生导师，复旦大学附属华山医院麻醉科副主任。擅长神经麻醉和危重症患者的围手术期管理。

38. 超声引导下外周神经阻滞

外周神经阻滞是在神经周围注射局麻药，暂时阻断其冲动传导，使所支配的区域产生麻醉作用。超声是一种影像定位方法，也是麻醉科医师的第三只"眼睛"。在超声引导下行外周神经阻滞，可精准定位神经，清晰辨认周围血管，在直视下注射药物，不仅提高操作成功率、减少局麻药用量，更有助于避免盲探操作对局部神经及组织结构的损伤、避免误入血管及减少并发症，因此在临床中得到广泛应用。

（张　洁）

—— 专家简介 ——

张　洁

张洁，复旦大学附属华山医院麻醉科副主任医师、北院麻醉科执行主任。擅长超声和神经刺激仪引导下外周神经阻滞及危重患者的麻醉和围手术期处理。

39. 麻醉准备室

麻醉科的重要组成部分之一，是患者进入手术室的第一个站点，也是患者较为集中、流动性较大的一个工作场所。提供日常麻醉用药、耗材、器械以及当日手术患者麻醉前的准备工作。麻醉准备室可以加快手术间的周转，缩短总体手术时间，节约医护人员人力消耗，提高手术室总体工作质量和工作效率。

（张　洁）

40. 血氧饱和度

指血红蛋白被氧饱和的百分比，亦即血红蛋白的实际氧含量与能结合的氧总量之百分比。它是由实验室碳氧血氧计根据血液中血红蛋白对光吸收特性，采用不同波长的光波将不同类型血红蛋白区分开来而得到的分数性氧饱和度；它表示血氧的真实运输能力的利用。临床更常用的是脉搏血氧饱和度，它可以连续、无创地监测脉率和血红蛋白氧饱和度，它是通过传感器发射红光和近红外光测得氧合血红蛋白和还原血红蛋白的百分比。临床意义在于监测氧合功能，早期发现低氧血症。

（张　弛）

—— 专家简介 ——
张　弛

张弛，复旦大学附属华山医院静安分院麻醉科主任、副主任医师。擅长临床麻醉，尤其是神经外科麻醉、各种疑难手术麻醉、老年患者麻醉、手术室外麻醉、危重患者抢救等。

41. 反流误吸

反流是指因贲门松弛或胃内压力过高等原因，胃内容物逆流到咽喉腔的过程；误吸指来自胃、口腔或鼻的物质从咽进入下呼吸道的过程。呕吐或反流是胃内容物误吸的主要原因。固体或半固体的误吸可导致气道梗阻；酸性胃内容物的吸入可引起吸入性肺炎，表现为呼吸困难和缺氧，严重者可导致呼吸窘迫综合征甚至死亡。围手术期反流误吸多见于诱导期和苏醒期。对反流误吸而言，预防重于治疗。严格的术前禁食，对于高危患者降低胃内容物的容量和酸碱度，使用快速顺序诱导有助于降低误吸的发生率，减轻其后果。

（车薛华）

—— 专家简介 ——
车薛华

车薛华，复旦大学附属华山医院麻醉科副主任医师。擅长神经外科患者的麻醉及围手术期管理。

42. 神经刺激器

是一种可以发放精确、可调的脉冲电流的装置。在实施外周神经阻滞时，将刺激器的两极分别同特殊的神经阻滞针和患者相连接，当目标神经受到电流的刺激，可发生相应的反应。这种反应在运动神经表现为该神经支配肌肉的收缩，在感觉神经则表现为该神经支配皮区的异常感觉。由于引发上述反应的电流大小与针尖到神经的距离呈正相关，当以足够小的电流便可引发神经反应时，意味着阻滞针的针尖已相当接近神经。因此，神经刺激器可以帮助麻醉科医师有效地定位到拟阻滞的神经，提高神经阻滞的成功率。

（车薛华）

43. 加温输液仪

一种医用输血输液加温装置，一般包含加热壳体和温度探测及显示装置。使用时将一定长度的充满液体的输液管缠绕在加温仪的凹槽内，通过对输液管中流动着的液体进行持续加温，快速提升管道内液体至设定温度，可根据需要设定液体温度在 37～41 ℃，液体受热均匀，且不受液体初始温度制约。加温输液仪通常用于手术室及重症监护室，输血输液加温可以显著降低寒战和低体温的发生率，但有些药物如青霉素、维生素 C 等不能加温。

（俞莹芳）

—— 专家简介 ——
俞莹芳

俞莹芳，副主任医师，复旦大学附属华山医院麻醉科，擅长胃肠及泌尿外科麻醉、胸外科麻醉、快速康复外科麻醉以及外周神经阻滞技术。

44. 脑电双频指数

英文简称为 BIS,是指测定脑电图线性成分(频率和功率),分析成分波之间的非线性关系(位相和谐波),最后将上述经双频分析做出的混合信息拟合成一个最佳数字,用 0～100 来表示。这样就可直接用数字来反映麻醉药和镇静药产生的麻醉深度。但许多因素会对 BIS 产生影响,使某些情况下 BIS 值和麻醉深度不一致,且 BIS 只反映意识成分,对镇痛成分监测不敏感。

(邓　萌)

—— 专家简介 ——
邓　萌

邓萌,医学博士,复旦大学附属华山医院麻醉科副主任医师。擅长神经外科手术麻醉(清醒开颅手术麻醉)、危重患者麻醉管理、儿科麻醉。

45. 静脉输液泵

是一种智能化的电子输液装置,主要由微机系统、泵装置、监测装置、报警装置和输入显示装置组成。按其工作特点,静脉输液泵可分为蠕动控制式输液泵、定容控制式输液泵和针筒微量注射式输液泵。静脉输液泵能够准确控制输液速度,确保药物准确安全地进入人体发挥作用,避免血浆中药物浓度的大幅波动。在临床麻醉中,最常用的是针筒微量注射式输液泵,通常用于血管活性药物和静脉麻醉药物的使用,其中还有一种根据药代动力学模型设计的靶控输注泵。

(梁伟民)

—— 专家简介 ——
梁伟民

梁伟民,复旦大学附属华山医院麻醉科教授、主任医师、博士生导师。主要从事临床麻醉、麻醉监护、疼痛治疗及药物成瘾治疗,尤其在术中神经功能监护、移植外科麻醉、外周神经阻滞,以及吸入麻醉药神经保护机制等方面有深入的研究。

46. 痛觉过敏

是一种以痛阈降低或对较弱的疼痛刺激产生较强疼痛反应的异常临床症状。多见于丘脑或周围神经病变，比如三叉神经痛、幻肢痛、带状疱疹后遗神经痛、脊髓损伤性疼痛以及脑中风后肢体疼痛等。手术后的痛觉过敏发生原因可以是外科手术刺激引起的，也可以是麻醉中阿片类镇痛药效应引起的神经系统致敏作用。痛觉过敏特点是疼痛主观性强，难以用合适的手段进行验证。目前治疗也仅仅停留在对症、神经营养及精神心理暗示等。

（周守静）

— 专家简介 —

周守静

周守静，复旦大学附属华山医院麻醉科副主任、主任医师，硕士生导师。擅长疑难危重患者的麻醉和术中脑保护以及围手术期处理。

47. 麻醉恢复室

英文简称 PACU，也称苏醒室，是接收手术后患者，对其进行评估、监测和治疗的场所，是患者从手术室到病房的过渡场所。PACU 应该靠近手术室，为稳定的术后患者提供舒适的环境，也应具备对不稳定患者进行复苏的设施。PACU 人员配备包括有资质的主管医师和经过特殊培训的护士。在患者出入 PACU 的整个过程中都应按照相关专业指南及规定，给予患者个体化全面性的评估、监测及适当的治疗措施。患者在 PACU 期间所有的评估结果、监测内容、治疗措施及不良事件都应详细记录。

（顾华华）

— 专家简介 —

顾华华

顾华华，复旦大学附属华山医院麻醉科副主任、副主任医师。在神经外科麻醉、心血管外科麻醉、外周神经阻滞和重症患者麻醉方面具有丰富的临床经验。

48. 针药复合麻醉

是指现代麻醉药物与中医针刺穴位相结合，保证患者安全，为手术创造良好条件的一种麻醉方法。该技术是在单纯针刺麻醉的基础上发展而来，作为中国原创性的医学成就已得到国际主流医学的认可。大量研究证实，与针刺麻醉或药物麻醉相比，针药复合麻醉不但能够提供良好手术条件、增加患者满意度，而且能够明显减轻术后疼痛和减少镇痛药用量，减少手术/麻醉的相关并发症，促进康复，改善预后。

（宋建钢）

—— 专家简介 ——

宋建钢

宋建钢，医学博士，上海中医药大学附属曙光医院麻醉科副主任、副教授、副主任医师、硕士生导师，擅长针药复合麻醉的临床实践及相关机制研究。

49. 麻醉机

在麻醉手术过程中实施全身麻醉以及保障患者安全的医疗仪器。其主要构成包括：呼吸机、挥发罐(蒸发器)、呼吸回路、二氧化碳吸收装置和废气排放装置以及监测系统。麻醉机主要应用于手术患者的全身麻醉、局部麻醉或椎管内麻醉，神经阻滞麻醉患者的呼吸支持，以及急救复苏等。麻醉机在使用之前需要严格的检查，确保能够被正常使用后才能开展麻醉和手术工作，并且需要专业人员的定期保养。麻醉机是开展手术室内和手术室外临床麻醉工作的必备条件和装备。

（薛庆生）

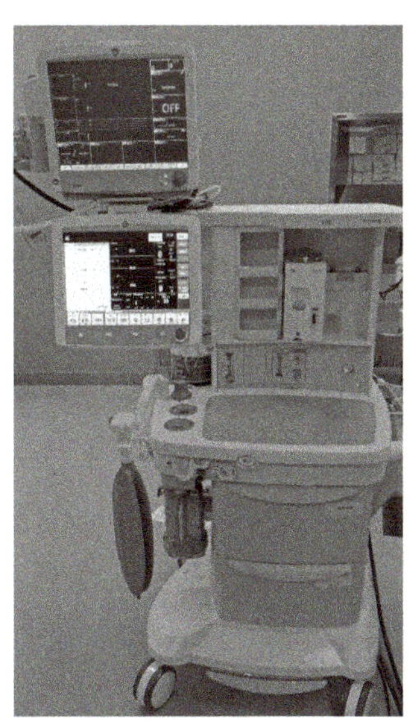

▲麻醉机

50. 监护仪

是现代手术室内不可或缺的仪器之一，是监测患者生命指标、维护患者安全的重要设备。监测项目分有创和无创两种，无创监测是通过连接在患者体表特定部位的电极、袖带、探头等间断获取患者的生命指标，如心电、血压、脉搏氧饱和度和呼气末二氧化碳分压等；有创监测通过外周动脉和中心静脉置管，实时了解患者动脉血压、中心静脉压和心脏功能。麻醉科医师可以根据监测数据，随时了解患者术中情况，及时调整麻醉药用量或使用其他药物维持患者术中稳定。当患者生理参数低于或超出设定范围时，监护仪会发出报警以引起麻醉科医师注意，麻醉科医师可以采取相应的处理。

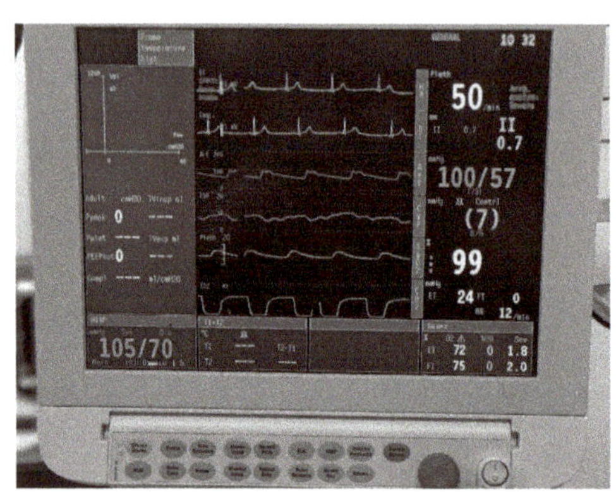

▲ 监护仪

（刘　苏　张晓庆）

51. 喉痉挛

喉部最重要的功能是保护气道，这种作用主要由声门闭合反射提供，是麻醉中防止异物侵入气道的一种防御反射。该反射从声门及声门下黏膜感受器触发，引起声带强烈内收。这种反射过度的不良表现称为喉痉挛，是气道管理中潜在并发症之一。喉痉挛通常是由于浅麻醉下气管内操作或对声带刺激（如血液或呕吐物）引起舌咽神经或迷走神经反射产生。

（郎非非　顾卫东）

52. 支气管痉挛

是指气道高反应性（AHR）高危人群在一定刺激下发生过度的支气管收缩反应，该过程表现为气道水肿、阻力增加、分泌物增多以及支气管平滑肌痉挛性收缩等多种病理生理改变,导致呼气性呼吸困难,机械通气时气道压升高,双肺有广泛的哮鸣音,引起严重的缺氧和二氧化碳蓄积。气管内插管等机械性刺激以及介质释放导致的气道变态反应是诱发围手术期支气管痉挛的主要因素。

(郎非非　顾卫东)

53. 支气管内导管

实施肺隔离和单肺通气的人工气管统称为支气管内导管,可以分为支气管导管、支气管堵塞导管和双腔支气管导管。支气管导管是安置于支气管内的单腔导管。特点为管体细长,套囊短。为了保证右肺上叶的通气,右支气管导管前段套囊分两段,中间有一侧口对应右肺上叶支气管开口。支气管堵塞导管使用时先将导管插入气管,然后操作堵塞管插入左或右支气管,充气封闭。套囊排气后退回,即可恢复双肺通气,较固定式的支气管堵塞导管易于操作。双腔支气管导管,顾名思义分两个腔,分别位于气管和左/右主支气管进行通气。常用的有卡伦斯双腔管、怀特双腔管及罗伯特·肖双腔管。

(曹晓莹)

—— 专家简介 ——

曹晓莹

曹晓莹,复旦大学附属华山医院麻醉科副主任、主任医师。擅长各类手术麻醉和围手术期管理,尤其在神经外科麻醉和危重患者及困难气道处理方面有很丰富的临床经验。